EUROPA LEHRMITTEL

Dr. Jens Bormann
Christian Ebling
Victoria Heinicke
Christina Henkel
Dr. Rainer Hohmann
Dr. Martina Kahl-Scholz
Dr. Markus Kaspari
Dr. Andrea Sagurna

Behandlungsassistenz

Zahnmedizinische Fachangestellte

4. Auflage

Verlag Europa-Lehrmittel · Nourney, Vollmer GmbH & Co. KG
Düsselberger Straße 23 · 42781 Haan-Gruiten

Europa-Nr.: 68415

Autorinnen und Autoren:
Dr. Jens Bormann
Christian Ebling
Victoria Heinicke
Christina Henkel
Dr. Rainer Hohmann
Dr. Martina Kahl-Scholz
Dr. Markus Kaspari
Dr. Andrea Sagurna

Autor der 1. Auflage:
Dr. Rolf Pannewig

Mitautorin der 2. Auflage:
Dr. Katja Helber

Verlagslektorat:
Tanja Löhr-Michels

Illustrationen:
Steffen Faust
Matthias Pflügner

Dank an das Team der Zahnarztpraxis Katers in Dormagen für die Unterstützung bei der Bilderstellung.

4. Auflage 2024
Druck 5 4 3 2 1

Alle Drucke derselben Auflage sind parallel einsetzbar, da sie bis zur Korrektur von Druckfehlern identisch sind.
ISBN 978-3-8085-6424-0

Umschlag: tiff.any GmbH, 10999 Berlin
Umschlagfoto: © Monkey Business – stock.adobe.com

Satz: Punkt für Punkt GmbH · Mediendesign, 40549 Düsseldorf
Druck: Printer Trento s. r. l., 38121 Trento, Italien

Vorwort

Die Neuauflage des Lehrbuchs „Behandlungsassistenz – Zahnmedizinische Fachangestellte“ ist entsprechend dem **neuen Rahmenlehrplan von 2022** für die Ausbildung zur/zum Zahnmedizinischen Fachangestellten erstellt. Die Inhalte entsprechen den Richtlinien und Anforderungen der **gestreckten Abschlussprüfung**.

Das LF 3 Hygiene wurde umfassend und gemäß der neuen Prüfungsordnung für die gestreckte Abschlussprüfung überarbeitet und ergänzt. In allen Lernfelder wurden die Abbildungen erweitert und die Inhalte durchgesehen und korrigiert.

Didaktischer Aufbau: Der **fachsystematische Aufbau** innerhalb der **Lernfelder** bietet neben faktenbasiertem Wissen ebenso einen situationsbezogenen Lernansatz.

Praxisinfo

Die Kapitel enthalten an vielen Stellen Praxisinfos, die als Bindeglied zwischen Theorie und Praxis fit machen für den Berufsalltag.

irreversibel
unumkehrbar

Fachbegriffe werden in der Randspalte erklärt.

Aufgaben

Jeder größere Themenabschnitt endet mit einem Aufgabenblock zur Vertiefung des Erlernten, **die Antworten finden sich im kostenlosen Digitalmaterial in der Europathek**.

R

Dieses Symbol kennzeichnet die Info-Kästen zur Risikobewertung von verwendeten Medizinprodukten.

Hygiene-Check

Im Hygiene-Check können die Auszubildenden die Eingruppierung und Aufbereitung der verwendeten Medizinprodukte üben.

€

Hier finden sich Hinweise zur **Abrechnung** der vorgestellten Bereiche. Sie zielen nicht auf Vollständigkeit ab, sondern trainieren strukturiertes und verantwortungsvolles Arbeiten.

DIGITAL+

Online in der Europathek und kostenlos:
Zusatzmaterial in Form von Abbildungen und Tabellen mit ein- und ausblendbaren Beschriftungen, Videos und Animationen
Hieraus können **Arbeitsblätter und Prüfungsunterlagen erstellt** werden.
Auch finden sich hier **die Antworten zu den Aufgaben aus den Lernfeld-Kapiteln**.

Wir wünschen Ihnen viel Freude und Erfolg bei der Arbeit mit dem Lehrbuch. Hinweise und Kritik nehmen wir gerne entgegen unter: lektorat@europa-lehrmittel.de.

Frühjahr 2024 — Autorinnen, Autoren und Verlag

Lernfeldkompass

LF 1	**Die eigene Rolle im Ausbildungsbetrieb mitgestalten**
LF 2	**Patienten empfangen und begleiten**
LF 3	**Hygienemaßnahmen organisieren und Medizinprodukte aufbereiten**
LF 4	**Patienten bei der Kariestherapie begleiten**
LF 5	**Patienten bei endodontischen Behandlungen begleiten**
LF 6	**Patienten bei chirurgischen Behandlungen begleiten**
LF 7	**Medizinische Notfälle begleiten**
LF 8	**Patienten bei parodontologischen Behandlungen begleiten**
LF 9	**Praxisbedarf beschaffen und verwalten**
LF 10	**Patienten bei prophylaktischen und kieferorthopädischen Behandlungen begleiten**
LF 11	**Patienten bei prothetischen Behandlungen begleiten**
LF 12	**Bildgebende Verfahren und Strahlenschutzmaßnahmen anwenden**
LF 13	**Arbeitsprozesse organisieren und optimieren**

Hinweis: Die lila unterlegten Felder gehören zum Bereich Praxismanagement und Wirtschaftslehre und werden in dieser Fachkunde nicht behandelt.

Inhaltsverzeichnis

Lernfeld 2

Patienten empfangen und begleiten

Patienten empfangen und begleiten

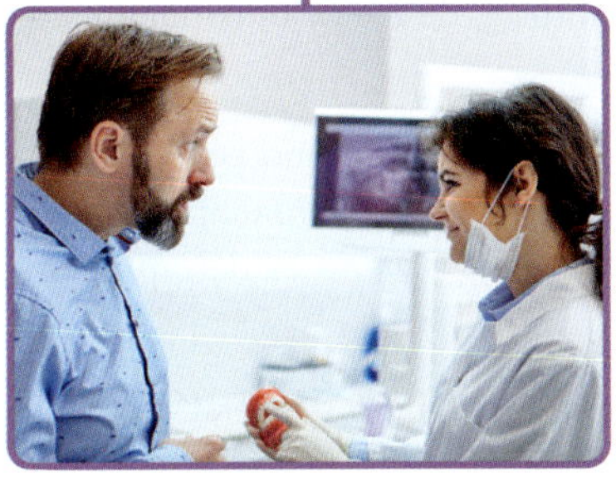

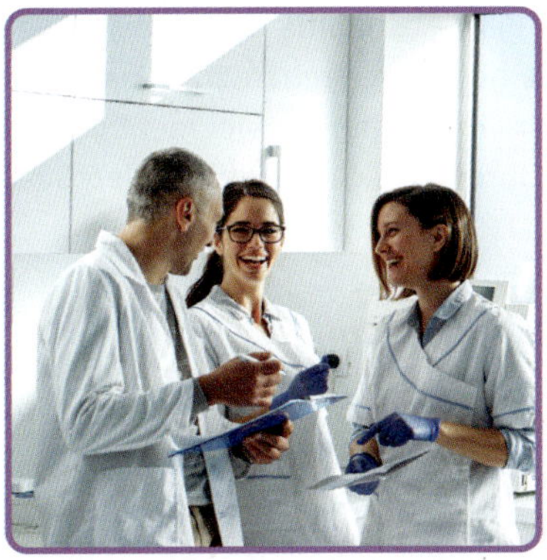

Patientenumgang und -kommunikation

- Kommunikation in der Praxis
- Besondere Patientengruppen
- Interkulturelles Arbeiten/ Fremdsprachen
- Interkollegiale Kommunikation

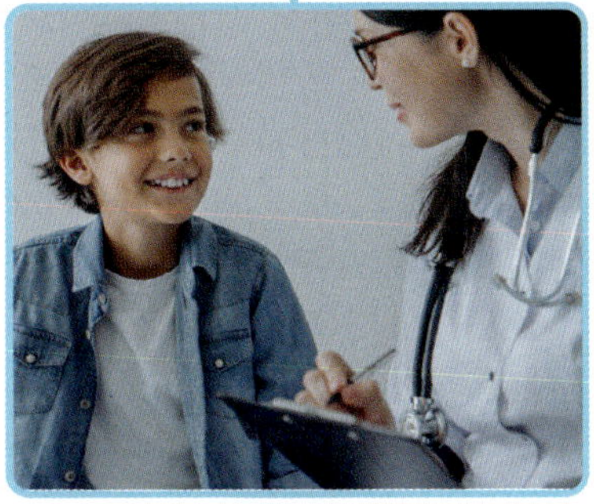

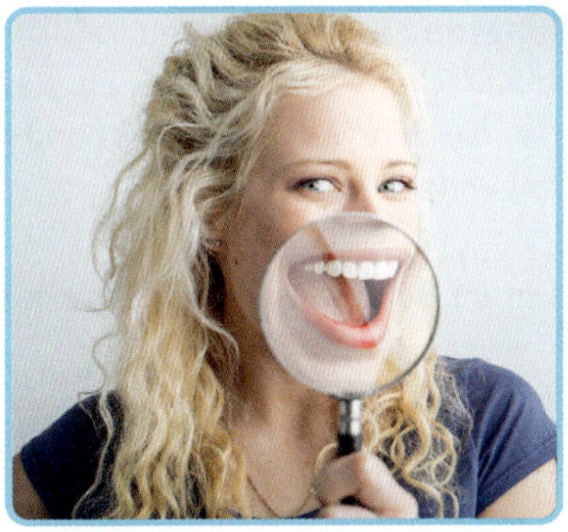

Vorbereitung der Behandlung

- Die Krankenvorgeschichte (Anamnese)
- Anatomische Grundlagen

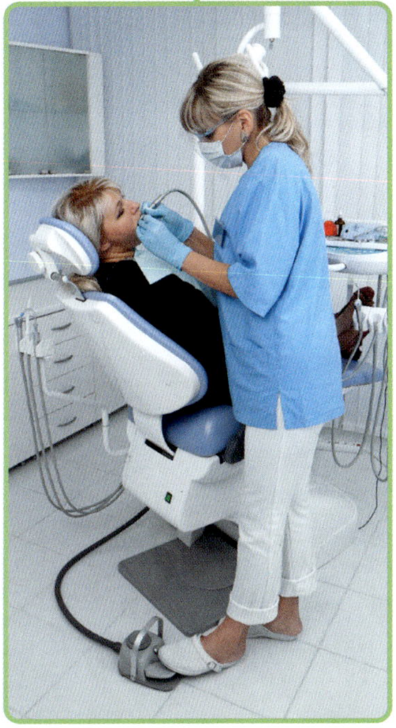

Untersuchung und Befundung

- Patientenlagerung
- Halte- und Absaugtechniken
- Körperhaltung beim Arbeiten

1 Patientenumgang und -kommunikation

In diesem Kapitel stehen der Umgang und das Gespräch mit dem Patienten im Vordergrund. Darüber hinaus sind die Erfragung der Vorgeschichte einer Krankheit, die sogenannte Anamnese, und die erste Untersuchung des Mundraumes weitere Themen.

1.1 Einführung

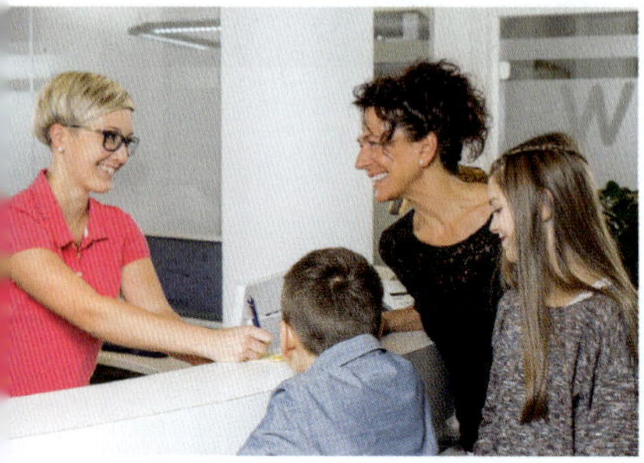

Bild 1: Die Begleitung beginnt schon am Empfang.

Krankheit bedeutet immer, sich in einem Ausnahmezustand zu befinden – einem Ausnahmezustand, der zudem Angst machen kann und in dem man sich ausgeliefert und in der Abhängigkeit zu anderen wiederfindet. Und für die meisten ist ein Besuch beim Zahnarzt genau damit verbunden: Angst, Unannehmlichkeiten und Schmerzen.

Viele Patienten machen schon als Kind die Erfahrung, dass eine Behandlung an den Zähnen zwangsläufig unangenehm sein muss.

Umso wichtiger sind ein professionell-menschlicher Umgang und eine einfühlsame und klare Kommunikation mit den betroffenen Personen. Zahnmedizinische Fachangestellte befinden sich sozusagen „an erster Front", wenn es darum geht, den Patienten zu empfangen und zu begleiten.

Richtig zu begleiten und miteinander zu reden – das hört sich erst einmal nicht schwierig an. Aber ganz so einfach funktioniert Kommunikation dann eben doch nicht und schon gar nicht in Situationen, die eine Ausnahme darstellen – wie die Behandlungssituation beim Zahnarzt. Um das besser verstehen zu können, sollte man sich zunächst vor Augen führen, dass Kommunikation so viel mehr ist als nur die Worte, die den Mund verlassen und die Ohren erreichen. Bitte stellen Sie sich einmal folgende Situation vor:

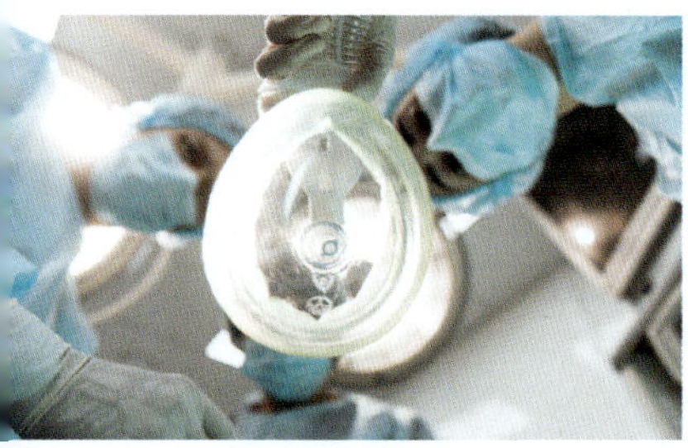

Bild 2: Anästhesie in der Praxis

Situation im Behandlungsraum: Kurz vor einem Eingriff

Sie liegen auf einer Liege in einer Zahnarztpraxis – die Weisheitszähne sollen entfernt werden. Da Sie eine furchtbare Angst vor dem Ablauf an sich haben, wurde Ihnen zu einer Narkose geraten. Ein paar Tage vorher wurden Sie komplett durchgecheckt – Lunge, Herz, Blutwerte, alles in Ordnung – wodurch Ihre Stimmung eigentlich noch recht zuversichtlich war. Aber jetzt... Ihr Herz schlägt schnell, Sie haben Angst vor dem Eingriff, der Zugang, den man Ihnen bereits gelegt hat, schmerzt unangenehm auf dem Handrücken. Eine ZFA kommt kurz rein, um sich etwas aus den Schubladen zu holen und nickt Ihnen nur zu, ohne sich vorzustellen. Einen Moment später ist sie schon wieder verschwunden und Sie wieder allein im Zimmer. Ihr Mund fühlt sich unendlich trocken an, aber Sie durften schon Stunden vorher nichts mehr trinken, Sie mussten „nüchtern" bleiben.

Als sich die Tür erneut öffnet, kommen zwei Männer in OP-ähnlicher Kleidung und leicht nach unten gezogenem Mundschutz herein. Beide reden miteinander über ein Thema, das sie aufzuregen scheint, aber Sie nimmt man nicht wahr. Nach ein paar Sätzen verlässt einer der beiden den Raum. Der andere dreht sich zu Ihnen um und stellt sich vor: „Ich bin Ihr Anästhesist, ich komme gleich zu Ihnen". Danach sieht er sich ein paar Unterlagen an und macht sich Notizen. Sie fühlen sich etwas verloren und unwohl in der liegenden Position und haben Angst vor der bevorstehenden Narkose. Einfach „weg" und der Situation aus-

geliefert zu sein ist kein schöner Gedanke. Ihnen wird noch mulmiger. Plötzlich steigen Ihnen die Tränen in die Augen und Sie fühlen sich wie ein kleines, hilfloses Kind. Der anwesende Anästhesist bemerkt all das gar nicht, legt seine Papiere zur Seite und beginnt, seine Vorkehrungen zu treffen. Neben dem vorhandenen Zugang wird Ihnen nun wortlos ein Pulsoxymeter und das EKG angeklemmt. Neben Ihnen gibt das Gerät plötzlich Töne von sich, die Sie nicht deuten können. Mittlerweile ist auch die ZFA wieder hereingekommen. Sie wechselt ein paar Worte mit dem Anästhesisten und stellt sich dann hinter Sie, sodass Sie sie nicht mehr sehen können. Der Anästhesist setzt sich neben Sie, dreht den Zulauf so, dass die Verbindung zum Tropf abgeschnitten ist, um nacheinander unterschiedliche Spritzen anzusetzen. „Es kann sein, dass Sie gleich ein leichtes Brennen verspüren." sagt er, während er die Flüssigkeit einspritzt. Ihnen laufen Tränen über die Wangen, dann merken Sie nichts mehr.

Die Situation, wie sie hier geschildert wird, ist mit Sicherheit eine Extremvariante und mit einer gewissen Dramatik dargestellt – aber sie ist nicht unrealistisch. Hier wird deutlich:

Merke

Was für das zahnmedizinische Fachpersonal nach einiger Zeit Routine ist, ist für den Patienten in der Regel ein Ausnahmezustand.

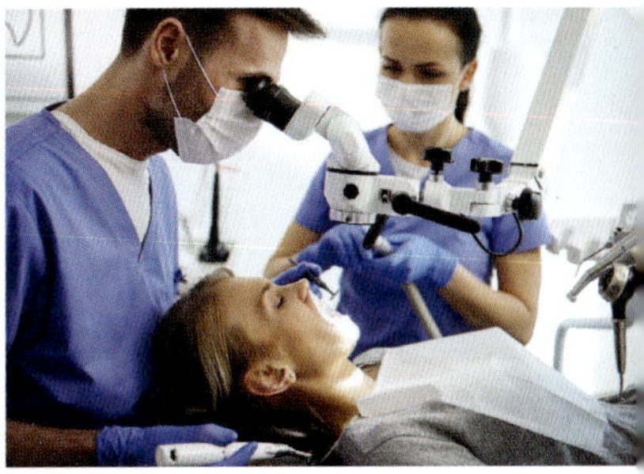

Bild 1: Zahnärztliche Behandlung: Für den einen Routine, für den anderen eine Ausnahmesituation

Es ist eine der größten Herausforderungen, offen zu bleiben für die Beziehung zum Patienten. Wenn man sich irgendwann sicher und routiniert fühlt, die Kollegen kennt und auch die Angst, Fehler zu begehen, gesunken ist, befindet man sich im „Arbeitstrott". Dieser Alltag führt schnell dazu, dass man in all der Routine vergisst, dass man mit Menschen arbeitet – zudem mit Menschen, für die diese Situation alles andere als Normalität ist.

1.2 Kommunikation in der Praxis

Kommunikation hat nach dem, was bisher beschrieben wurde, ziemlich viele Facetten. Was bedeutet Kommunikation in der Praxis mit dem Patienten aber nun konkret? Worauf muss geachtet werden, welche Hilfsmittel gibt es und wie können diese umgesetzt werden? Im Folgenden wird auf diese Fragen eingegangen.

1.2.1 Basics (Grundlagen)

Neben den theoretischen Kommunikationsebenen gibt es auch Aspekte, die ganz generell im Umgang mit dem Patienten beachtet werden sollten, sozusagen die „Knigge-Regeln der medizinischen Interaktion mit Patienten":

- **Augenkontakt:** Den Augenkontakt (Bild 2) zu halten, während man mit jemanden redet, ist ein Zeichen von Aufmerksamkeit und Interesse. Es zeigt: „Ich bin bei Dir und ganz Ohr!" Der Patient fühlt sich so ernst- und wahrgenommen.
- **Abstand:** Jeder Mensch hat seinen persönlichen Abstandsbereich (auch Intimzone genannt, in Deutschland liegt dieser Bereich zwischen 20–60 cm), der bei der Kommunikation eingehalten werden sollte. Er ist wie eine Art Schutzraum zu verstehen, der einen sicheren Abstand zum Gegenüber gewährleistet. Bricht man in diesen Schutzraum ein, fühlt sich das Gegenüber gegebenenfalls bedroht. Daher ist es wichtig, einen angemessenen Abstand zum Patienten zu halten (was natürlich nicht für die direkte Behandlungssituation gilt).

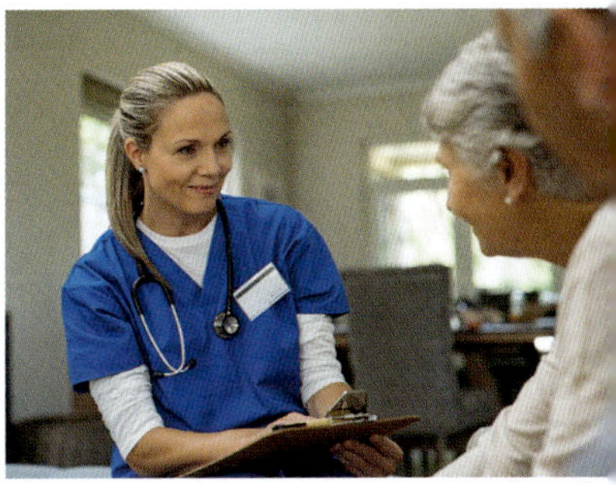

Bild 2: Augenkontakt ist im Gespräch ein Zeichen von Aufmerksamkeit und Respekt.

- **Fachsprache:** Eine FACH-Sprache ermöglicht es Menschen, die in demselben Bereich (FACH) tätig sind, schnell und effektiv Informationen weiterzugeben. Das ist sinnreich und effizient – allerdings nur unter Kollegen bzw. FACHleuten. Patienten betreten die Praxis als Laien – wenn sie nicht zufällig ebenfalls im Gesundheitsbereich tätig sind, verstehen sie die medizinische Fachsprache nicht. Daher sollten im Patientengespräch keine medizinischen oder technischen Fachbegriffe verwendet werden (siehe auch Beispiele unten), sondern eine verständlich einfache Sprache. Freundliche und ruhige Erklärungen, gerade bei geäußerten Ängsten oder Bedenken, können häufig zu einer Beruhigung führen.
- **Körpersprache:** Wie oben bereits beschrieben, reden wir nicht nur über Worte, sondern auch über unsere Körperhaltung und -bewegung. Auch hierauf ist im Kontakt mit dem Patienten zu achten (z. B. Zu- und Abwendung, vor dem Körper verschränkte Arme etc.).
- **Aufmerksamkeit:** Auch nach langer Berufserfahrung ist es wichtig, auf Ängste, Bedenken und Fragen des Patienten einzugehen – für den Patienten bleibt die Situation ein Ausnahmezustand.

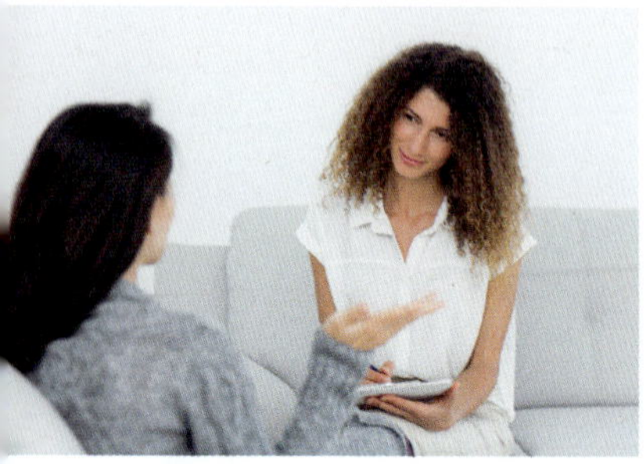

Bild 1: Aufmerksamkeit schafft Vertrauen.

Definition

Grundlagen in einer Gesprächssituation

- Augenkontakt halten
- Gebührend Abstand einhalten
- Verwendung einer einfachen, verständlichen Sprache
- Zugewandte kommunizieren (auch mit der Körpersprache)
- Aufmerksamkeit schenken

Um eine Kommunikation auf Augenhöhe zu gewährleisten, in der sich die Patientinnen und Patienten wertgeschätzt fühlen, sollten Fachbegriffe nach Möglichkeit allgemeinverständlich ausgedrückt werden. Die nachfolgende Tabelle (Tab. 1) und auch die Begriffsdefinitionen in der Randspalte des Buches geben Ihnen Hilfe zum Erlernen der Begriffe und machen damit gleichzeitig fit für die professionelle Kommunikation:

Fachbegriff	Verständlicher Ausdruck
Extraktion	(Zahn-)Entfernung
Fistel	Abflusskanal für eine Körperflüssigkeit
Inzision	Einschnitt
Maxilla	Oberkiefer
Parodontium	Zahnbett/Zahnhalteapparat

Tab. 1: Beispiele für Fachbegriffe und einfache Ausdrücke (alphabetisch geordnet)

Aufgaben

1. Notieren Sie sich Fachausdrücke, die in Ihrer Praxis benutzt werden und die der Patient nicht versteht. Finden Sie besser verständliche und doch fachlich richtige deutsche Ausdrücke.
2. Versuchen Sie mit Ihren Kollegen verschiedene Sprachvarianten auszuprobieren. Wechseln Sie jeweils in die Patienten- und in die ZFA-Rolle.
3. Formulieren Sie aus Sätzen mit Verneinung eine positiv besetzte Aussage.
4. Finden Sie Metaphern, z. B. für Karies, für die Notwendigkeit der Zahnpflege usw., mit denen Sie einem Kind die Problematik verdeutlichen können.

1.3 Besondere Patientengruppen

Im Wirken als Zahnmedizinische Fachangestellte hat man es mit vielen verschiedenen Patienten zu tun und nicht immer wird dieser Umgang einfach sein. Besonders schwierig ist dabei sicherlich der Kontakt mit betrunkenen oder drogenabhängigen Personen, Patienten mit einer psychischen Störung, Menschen mit mangelnder Körperhygiene und auch Patienten, die z. B. an einer Demenz erkrankt sind. Aber auch der Umgang mit Kindern und deren Eltern stellt besondere Herausforderungen.

Merke

Generell gilt: Fühlt man sich gegenüber einem Patienten unsicher, ist es ratsam, eine Kollegin oder einen Kollegen hinzuzuziehen. Es ist in Ordnung, bei Menschen, die sich aufgrund ihrer Lebensumstände nicht um ihre Körperhygiene kümmern können, ein unangenehmes Gefühl zu haben. Um trotzdem eine professionelle Behandlungsbasis herzustellen, kann durch Schutzkleidung eine Form von Distanz geschaffen werden, ohne den Patienten herabzuwürdigen. Es ist gerade im Umgang mit Menschen, die außerhalb des Wohlstandsgefüges oder mit Behinderung leben, notwendig, freundlich zu sein und kompetent zu handeln.

Darüber hinaus gilt: Patient ist nicht gleich Patient, jeder Mensch ist anders. Während der eine seine Angst durch Musik überwinden kann, braucht der nächste Zuspruch und Nähe einer anderen Person. Auch wenn es immer wieder notwendig ist, sich individuell auf den einzelnen Patienten einzulassen, gibt es einige Patientengruppen, bei denen es hilfreich sein kann, einige grundsätzliche Regeln zu beachten.

Kinder

Der Umgang mit Kindern und ihren Eltern ist in der Zahnarztpraxis eine besondere Situation. Zum einen bestimmen die ersten Erfahrungen, die Kinder dort machen, den weiteren Verlauf und das weitere „Verhältnis", das Kinder mit einem Zahnarztbesuch verbinden. Zum anderen werden Kinder zum Glück nicht mehr, so wie früher oft in Medizin und Zahnmedizin üblich, als kleine Erwachsene behandelt. Mittlerweile weiß und respektiert man, dass Kinder ganz eigene Sichtweisen und ein ganz anderes Verständnis von dem haben, was gerade passiert. Es wird darauf eingegangen, dass, je nach Entwicklungsstand, Kinder ihre Umwelt anders erleben, verstehen und interpretieren als Erwachsene – und sich demzufolge auch anders verhalten, Abläufe anders wahrnehmen und in einer anderen Weise kommunizieren. Hier rational zu argumentieren, dass man keine Angst haben brauche, hilft Kindern nicht weiter – und den meisten Erwachsenen auch nicht.

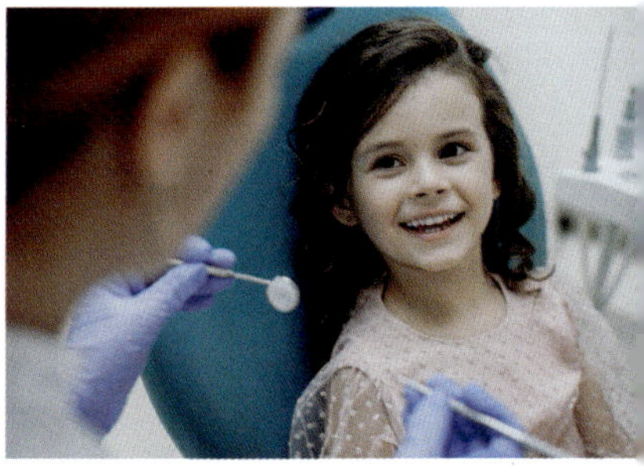

Bild 1: Vertrauen ist wichtig

Folgende Dinge können hingegen schon hilfreich sein:

1. Eine der wichtigsten Regeln lautet: **Erklären oder zeigen, was man tut.** Werden die Kinder überrumpelt, indem man einfach mit der Behandlung beginnt, sperren sie sich aus Angst in der Regel noch mehr. Haben sie hingegen verstanden, worum es geht und was passieren wird, sind sie eher beruhigt und bereit, mitzumachen.
2. **Ausprobieren und sehen lassen.** Kindern hilft es, wenn sie die Dinge im wahrsten Sinne des Wortes mal „in die eigene Hand nehmen" dürfen: Wenn sie am Fingernagel spüren können, wie ein Bohrer rumpelt, mit einem Spiegel schauen, wie die Zähne von hinten aussehen oder mit dem Sauger ein ganzes Wasserglas leersaugen dürfen. Vertraute Dinge verlieren an Unheimlichkeit und Kinder „begreifen" ihre Welt im wahrsten Sinn des Wortes.

Merke

Machen Sie das Kind zu Ihrem Untersuchungspartner.

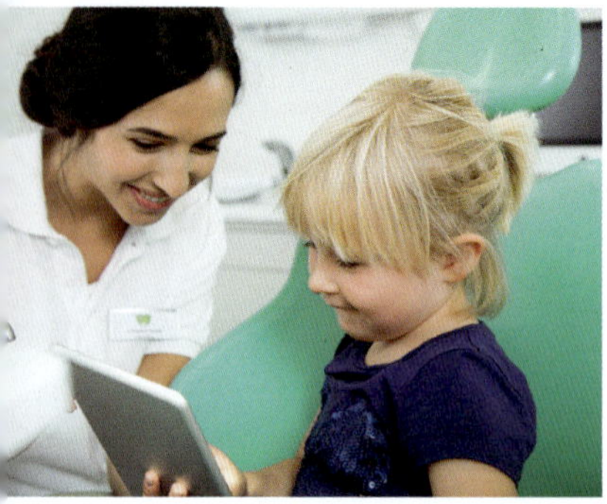

Bild 1: Kinder mit in die Behandlung einbeziehen.

3. **Normalität vermitteln.** Eine Arztpraxis wirkt zunächst auf ein Kind wahrscheinlich furchtbar steril und „unheimlich". Es riecht eigenartig, überall stehen Geräte oder liegen Instrumente, von denen man nicht weiß, wofür sie gedacht sind und ob sie bei einem selbst zum Einsatz kommen werden. Es kann helfen, mit dem Kind über Dinge zu sprechen, die überhaupt gar nichts mit der aktuellen Situation gemeinsam haben (z. B. das Lieblingsessen). Auch während der Behandlung kann ein Kuscheltier oder ein anderes Spielzeug hinzugezogen werden (Bild 1), um die Aufmerksamkeit des Kindes auf etwas Positives zu lenken.
4. **Körperkontakt halten.** Kinder – und meistens auch Erwachsene – beruhigt es, wenn sie ganz real spüren können: „Da ist jemand, ich bin nicht alleine." Oder sogar „Da passt jemand auf mich auf."

   Mit einer Berührung am Arm oder dem Halten der Hände vermitteln die Eltern (oder ersatzweise auch die ZFA) dem Kind ein beruhigendes Gefühl.
5. **Kindgerechte Sprache.** Wie schon in Abschnitt 1.4.2 erklärt, sollte man mit den Patienten nicht fachspezifisch reden – das gilt insbesondere für Kinder. Hier kommt eine metaphernreiche Sprache zum Tragen, denn Kinder können eher mit Worten gemalte Bilder begreifen und verstehen:

DIGITAL+

Instrument/Tätigkeit	Kindgerechte Beschreibung
Betäubungsspritze geben	den Zahn schlafen legen
Betäubung wirkt	Zahn schläft/schnarcht
Karies ausbohren	Loch sauber machen/kratzen, die faulen Stellen entfernen
Zahn ausspülen	Zahn duschen
Polymerisationsgerät zum Aushärten	den Kleber trocknen, Fön benutzen
Füllung	Salbe, Verband für den Zahn

Tab. 1: Beispiele für eine kindgerechte Sprache

6. **Ernstnehmen:** Äußerungen der Kinder müssen immer wahr und vor allem ernst genommen werden. Das gilt insbesondere für Schmerzen oder Ängste.
7. **Loben:** Und zwar auch schon während der Behandlung, nicht erst, wenn diese vorbei ist. Das Kind sollte immer wieder darin bestärkt werden, dass es tapfer ist, z. B. den Mund offenzuhalten oder das Bohren zuzulassen.

Situation im Behandlungsraum: Das erste Mal auf dem Zahnarztstuhl

Ist das Kind mit seinen Eltern das erste Mal in der Praxis, sollte es nicht zu lange warten müssen, aber auch nicht umgehend in den Behandlungsraum geführt werden. Optimal ist es, wenn es in der Spiel- oder Leseecke des Warteraums ein paar Minuten Zeit erhält, um in der Praxis überhaupt erst anzukommen.

Kleine Patienten, die noch nie beim Zahnarzt waren, werden in der ersten Sitzung in der Regel nicht zahnärztlich behandelt (es sei denn, sie sind wegen eines akuten Schmerzgeschehens da). In dieser Sitzung wird nur untersucht und eventuell eine Pseudobehandlung (z. B. eine Sprayanwendung mit der Mehrfunktionsspritze im Mund) durchgeführt.

Im Folgenden ein Beispiel:
Nadine (5) sitzt zum ersten Mal im Behandlungsstuhl und wartet darauf, dass der Zahnarzt kommt. In der Zwischenzeit erklärt ihr Frau Wilmann, was heute gemacht werden soll. Nadine ist aufmerksam und interessiert, schaut sich die Geräte an und lacht zwischendurch sogar. Ihre Mutter sitzt am Fußende des Behandlungsstuhles und streichelt ihr Bein.

Frau Dr. Beyer kommt herein, setzt sich, begrüßt Nadine und zeigt ihr den Mundspiegel. „Schau mal, Nadine, das ist ein kleiner Spiegel. Damit kann ich mir die Zähne in deinem Mund sogar von hinten angucken", sagt sie. „Ich habe auch so einen Spiegel", ergänzt Klaudia Pischek, „damit halte ich die Wange zur Seite, damit die Frau Doktor besser gucken kann. Wenn Du möchtest, gebe ich dir auch einen großen Spiegel und du kontrollierst, ob wir auch richtig gucken, einverstanden?" Nadine nickt eifrig und lässt sich den etwas größeren Spiegel in die Hand geben. Frau Dr. Beyer kontrolliert Zahn für Zahn und lobt immer wieder, wie gut sie geputzt seien. Als sie eine Zahnsonde vom Tablett nimmt und erklärt, dass sie damit gerne einmal bei einigen Zähnen genauer nachschauen möchte, macht Nadine umgehend den Mund zu und presst die Lippen aufeinander. Nadines Mutter macht ein besorgtes Gesicht und drängt ihre Tochter: „Mach jetzt den Mund auf, es wird ja nicht gebohrt, du brauchst keine Angst haben." An Frau Dr. Beyer gewandt sagt sie etwas angespannt: „Ich war auch immer so furchtbar ängstlich beim Zahnarzt."

Während Frau Wilmann sich mit Nadine über ihre Lieblingsspiele unterhält, wendet sich Frau Dr. Beyer an die Mutter: „Wenn Sie selbst Angst haben, dann ist es ratsam, wenn sie entweder hierbleiben und sich mit etwas anderem beschäftigen oder vielleicht ins Wartezimmer gehen."

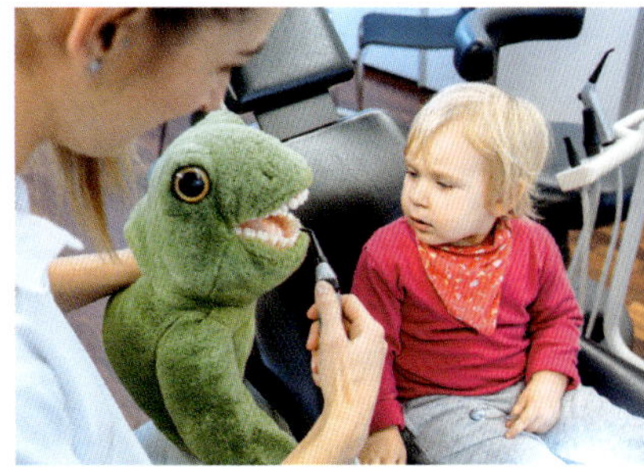

Bild 1: Kinder brauchen eine andere Behandlung als Erwachsene.

Für eine gelungene Kommunikation und Compliance ist aber nicht nur die **erste Kontaktaufnahme** mit dem Kind, sondern auch mit der **Begleitperson** – in der Regel Vater oder Mutter – besonders wichtig. Kinder orientieren sich an den begleitenden Eltern und reagieren auch auf deren Gefühlslage. Zahnmedizinische Fachangestellte müssen in diesen Situationen Einfühlungsvermögen, Geduld und Kreativität beweisen, nicht selten aber auch das Selbstbewusstsein, sich die notwendige Zeit im oft hektischen Arbeitsalltag zu nehmen.

Compliance
Mitarbeit des Patienten

Kommt es zu emotional stark belastenden Situationen zwischen den Kindern und den Begleitpersonen oder überträgt sich die Angst der Eltern auf das Kind, sollte das Gespräch gesucht werden. In bestimmten Fällen kann es auch Sinn machen, die Eltern aus dem Untersuchungsraum heraus zu bitten.

Gerade bei **Babys und Kleinkindern** sind die Eltern häufig besonders angespannt. Daher muss den Eltern vor Beginn die Untersuchung und mögliche Behandlung genau erklärt werden. Auch ist wichtig, Ihnen zu zeigen, wo sie stehen oder sitzen bzw. ihr Kind die Hand halten können. **Schulkinder** benötigen i. d. R. keine Begleitperson mehr im Untersuchungsraum. Es sollte allerdings nicht untersagt werden, wenn das Kind den Wunsch äußert.

Jugendliche befinden sich am Übergang zwischen Kindern und Erwachsenen, was eine sehr schwierige Lebensphase darstellt. Auch hier gilt wieder: einfühlsam sein,

Gefühle akzeptieren und alle Vorgänge erklären, wenn auch vielleicht nicht mehr unbedingt in einer so bildreichen Sprache, wie bei einem kleineren Kind.

Merke

Generell gilt für Kinder (aber auch Patienten im Allgemeinen), die mit einer Behinderung in die Praxis kommen, zunächst keine andere Umgangsregel als für Kinder ohne – es gilt, sich auf jeden Menschen individuell einzustellen und einzulassen.

Ältere Patienten

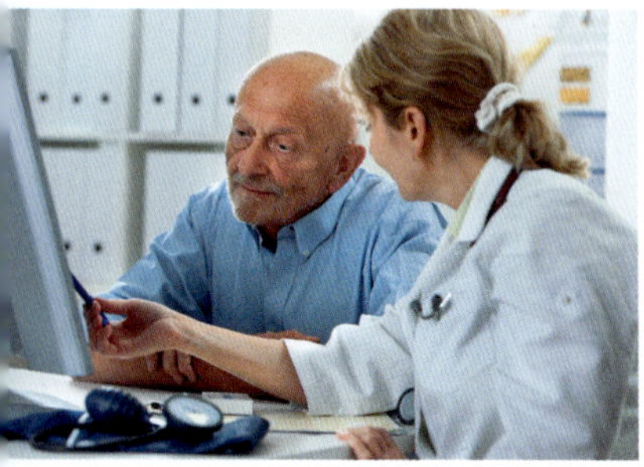

Bild 1: Genau erklären und sich Zeit nehmen gilt umso mehr bei älteren Patienten.

Die Entwicklung in der Bevölkerung geht dahin, dass es zukünftig zunehmend mehr ältere und weniger junge Menschen geben wird (sogenannter **demografischer Wandel**). Daher ist davon auszugehen, dass in Zukunft deutlich mehr ältere Patienten die Zahnarztpraxis aufsuchen werden (Bild 1).

Betagte Patienten haben oft mehr zahnarztrelevante Probleme als junge. Der Zahnhalteapparat lässt nach, die Mundhygiene kann teilweise alleine nicht mehr gut gewährleistet werden und andere Erkrankungen können als ungünstige Faktoren hinzukommen.

Prinzipiell sind ältere Patienten genauso zu behandeln wie jüngere. Allerdings sollten bestimmte Bereiche besondere Berücksichtigung finden:

- Die **Grobmotorik,** d. h. die Fähigkeit des Patienten, einfache Bewegungen durchzuführen, kann im Laufe des Älterwerdens eingeschränkt sein. Der Patient braucht länger, um vom Wartezimmer zum Behandlungszimmer zu gelangen. Er benötigt eventuell die Hilfe einer Praxismitarbeiterin, um sich auf den Behandlungsstuhl zu setzen und nach der Behandlung wieder aufzustehen.
- Die **Feinmotorik,** d. h. die Fähigkeit, komplizierte Bewegungsabläufe durchzuführen und neue Bewegungsabläufe zu erlernen, kann vermindert sein. Dies kann sich an einer verschlechterten Mundhygiene zeigen. Im Rahmen der Prophylaxe erarbeitet die Zahnmedizinische Fachangestellte mit dem Patienten Lösungen für die Verbesserung der Mundhygiene.
- Die **nachlassenden Leistungen der Sinnesorgane**, besonders der Augen und der Ohren, beeinträchtigen die Aufnahmefähigkeit des Patienten. Hörgeräteträger schalten ihr Gerät beim Zahnarzt häufig aus, da es bei der Behandlung zu Störfunktionen kommen kann (Piepen). Eine saubere Aussprache sowie eine laute und langsame Sprechweise der Zahnmedizinischen Fachangestellten stellen sicher, dass der Patient alles Gesagte akustisch versteht. Im Zweifelsfall sollte nachgefragt werden.
- Wegen des im **Alter** natürlicherweise **nachlassenden Kurzzeitgedächtnisses** sollten Anweisungen für die häuslichen Anwendungen sowie Terminvereinbarungen stets schriftlich niedergelegt und mitgegeben werden.

Multimorbidität
gleichzeitiges Bestehen mehrerer Erkrankungen bei einem Patienten

Patienten im fortgeschrittenen Alter haben zudem nicht selten schon zusätzliche Erkrankungen (bei mehr als einer bestehenden Krankheit wird von Multimorbidität gesprochen), die auch im Hinblick auf eine zahnärztliche Behandlung relevant sein können (z. B. **Herz-Kreislauf-Erkrankungen**).

Praxisinfo

Bestehen bei einem Patienten Vorerkrankungen des Herzens/Herz-Kreislauf-Systems wie Arteriosklerose, Angina pectoris etc., sollten keine Betäubungsmittel mit Adrenalin verwendet werden, weil dadurch die Gefäße zusätzlich verengt werden. Darauf ist bei der Vorbereitung der Spritzen unbedingt zu achten!

Ferner ist vor einer Behandlung genau zu erfragen, welche **Medikamente** ein Patient einnimmt. Meistens gilt: mehrere Erkrankungen = mehrere Medikamente. Viele Patienten nehmen aufgrund eines zurückliegenden Herzinfarktes oder Schlaganfalls **blutverdünnende Mittel** wie Aspirin, was für einen zahnärztlichen chirurgischen Eingriff von Belang ist, da Medikamente dieser Art kurzfristig abgesetzt werden müssten.

Kommunikation mit demenzerkrankten Patienten

Demenz ist eine Erkrankung, die in den letzten Jahren immer häufiger diagnostiziert wurde und die sich in unterschiedlichen Formen zeigen kann. Der Umgang mit Menschen, die von dieser Erkrankung betroffen sind, kann für alle Beteiligten eine große Herausforderung darstellen. Zum klinischen Bild der Demenz kann es gehören, dass die Betroffenen ruhelos sind, schreien evtl. sogar drohen. Manchmal ist dann keine Möglichkeit mehr gegeben, mit den Patienten in den direkten (verbalen) kommunikativen Austausch zu gehen. Was bleibt, ist die nonverbale Kommunikation, also die Kommunikation ohne Worte. Allgemeine Kommunikationsregeln, die sich im Umgang mit dementen Patienten bewährt haben, sind u. a.:

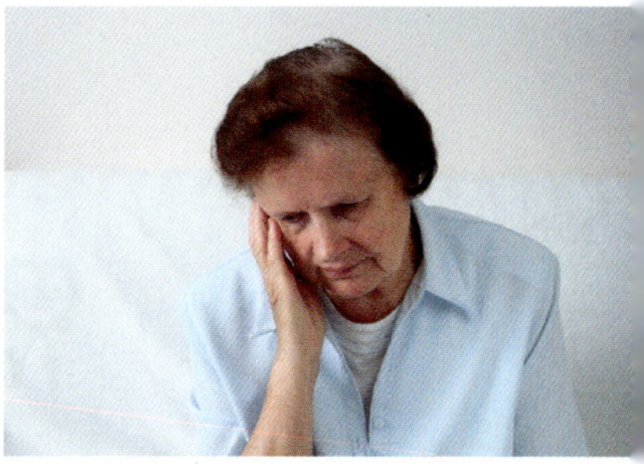

Bild 1: Der Umgang mit dementen Menschen erfordert viel Feingefühl.

- Umsetzung einer entspannten und freundlichen Interaktion
- Ruhe ausstrahlen
- unvermittelte Handlungen und Bewegungen vermeiden (da diese als bedrohlich missverstanden werden können)
- sich namentlich vorstellen, von vorne nähern, auf Augenhöhe kommunizieren
- sich auf einen Stuhl in einem gebührenden Abstand hinsetzen
- Augenkontakt wahren, berühren und dabei auf Grenzen achten
- erklären, was man tut, wenn möglich auch durch nonverbale Gesten
- genügend Zeit und Geduld haben, nicht fordern, drängeln, antreiben

Verärgerte Patienten

In jeder Praxis kommt es vor, dass ein Patient vor oder nach der Behandlung unzufrieden ist. Meist wendet sich der Patient zuerst an die Zahnmedizinischen Fachangestellten. Erst, wenn er seine Probleme nicht mit ihr lösen kann, wird er mit dem Zahnarzt sprechen wollen. Beim Gespräch mit einem unzufriedenen Patienten ist es ganz wichtig, dass man genau zuhört und ihn ausreden lässt. Der Patient fühlt sich nicht ernst genommen, wenn er nicht die Gelegenheit dazu bekommt, alles anzusprechen.

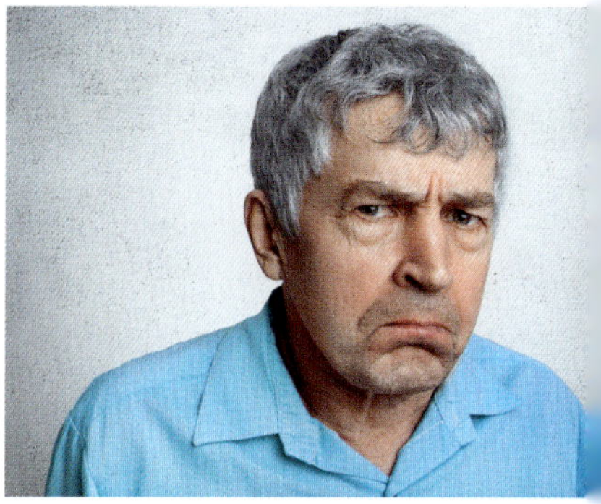

Bild 2: Wütende Patienten sollten zunächst ruhig angehört werden.

Wenn der Patient seine Ausführungen beendet hat, hilft es, das Gesagte noch einmal zusammenzufassen. Die Aussagen des Unzufriedenen werden wiederholt, um ihm zu zeigen, dass man aufmerksam zugehört und verstanden hat. Eigene Erwiderung kann eingeleitet werden mit: „Wenn ich Sie richtig verstanden habe, wollen Sie …" oder „Lassen Sie mich zusammenfassen …".

Der Patient wird diese **Zusammenfassung** positiv würdigen und hat Gelegenheit, sein Anliegen durch Ergänzungen noch besser verständlich zu machen. Als Zahnmedizinische Fachangestellte gewinnt man durch diese Verfahrensweise hinreichend Zeit, sich die nächsten Argumente zu überlegen. Durch die Zusammenfassung wird das Gespräch zudem auf eine sachliche Ebene verschoben, sodass der Patient den

Argumenten bzw. den nachfolgenden Vorschlägen der Praxismitarbeiter gegenüber aufgeschlossener ist.

Günstig ist es auch, **Ich-Botschaften** zu benutzen (was generell zwischen zwei Menschen sinnvoll ist, die gerade miteinander im Konflikt stehen). Der Satz, „Ich habe den Eindruck, dass Sie ..." nimmt der sich anschließenden Aussage die Schärfe und betont die subjektive Wahrnehmung. So etwas wird von den meisten Gesprächspartnern akzeptiert.

Beschwerden über den Arzt oder über Kolleginnen hört man sich an und würdigt sie mit dem Hinweis: „Es tut mir leid, dass Sie sich falsch behandelt oder falsch verstanden fühlen. Es ist aber gut, dass Sie das ansprechen. Ich verspreche Ihnen, mich darum zu kümmern. Sie können sich auf mich verlassen."

Beschwerden sind immer auch eine Möglichkeit, sich zu verbessern! Sind also Fehler gemacht worden, die vom Praxisteam zu verantworten sind und die der Patient zu Recht bemängelt, sollte man diese auch als solche zugeben und beheben.

Praxisinfo

Zum Umgang mit Angst

Die meisten Menschen gehen nicht gerne zum Zahnarzt, weswegen sie noch nicht eine überdurchschnittliche Angst (Bild 1) oder sogar Phobie (= extreme Angst vor Objekten oder Situationen mit der Folge, dass diese gemieden werden) haben müssen.

Patienten, die eine übermäßig starke Angst haben, erkennt man daran, dass sie schneller atmen, schwitzen, zittern, ggf. ein rotes Gesicht haben, hektisch blicken, unkonzentriert und fahrig sind, wenn es darum geht, Anweisungen zu folgen. Was kann man tun, um solchen Patienten zu helfen?

Zunächst ist es sinnreich, hier noch aufmerksamer und bewusster Mittel wie Pacing (Einstellen auf den Partner, in dem man sich seinem Tempo etc. angleicht) oder Rapport (Zustand verbaler und nonverbaler Interaktion/Verbindung von Menschen miteinander) einzusetzen. Entspannungsübungen und Suggestionen (also seelisch-geistige Beeinflussungen des Patienten, um ihn – in diesem Fall – zu beruhigen) können ebenfalls helfen, wie zum Beispiel „Legen Sie Ihre Hand auf den Bauch und fühlen Sie Ihre Atmung. Wenn Sie dabei in den Bauch hineinfühlen, werden Sie bemerken, wie Sie sich bei jedem Ausatmen zunehmend entspannen!" Musik oder bestimmte Düfte (ätherische Öle, Bild 2) können zudem entspannend wirken.

An- oder Entspannung überträgt sich: Es ist daher sinnvoll, selbst ruhig und gelassen zu bleiben und ebenso mit dem Patienten zu reden. An dieser Stelle wäre also Rapport im Sinne von Spiegeln keine gute Idee.

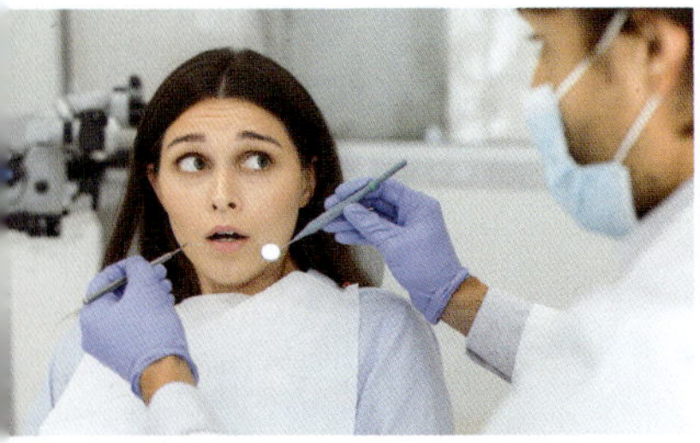

Bild 1: Angst ist ein häufiger Begleiter beim Zahnarztbesuch.

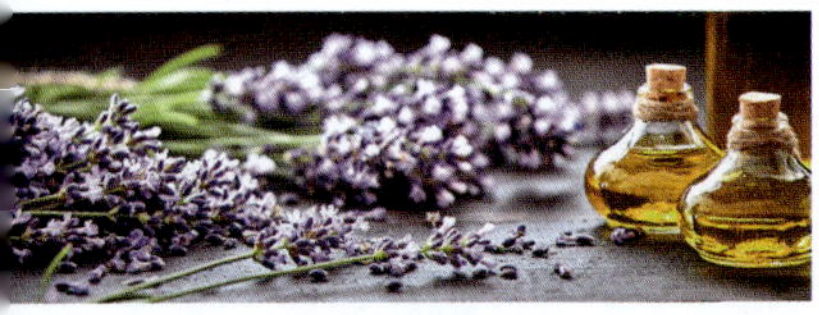

Bild 2: Ätherische Öle wie Lavendel können beruhigend wirken.

1.4 Interkulturelles Arbeiten und Fremdsprachen

Unterschiedliche Kulturen, unterschiedliche Sprachen, unterschiedliche Menschen – wir in den westlichen Ländern leben in einer globalisierten Gesellschaft. Im Praxisalltag bedeutet das, dass es immer wieder auch zu Situationen kommen kann, in denen mit anderen Kultur- oder Glaubensvorstellungen und mit Verständigungsschwierigkeiten umgegangen werden muss.

Egal, welche Barrieren es zu überwinden gilt, wichtig ist in jedem Fall, höflich und ruhig auf die Situation zu reagieren.

Fremdsprachigkeit

Englisch gehört zu einer der meistgesprochenen Sprachen auf der Welt – viele lernen sie bereits in der Schule als Erst- oder Zweitsprache und auch im klinischen

Alltag spielt sie eine Rolle. Sowohl im interkollegialen Umgang als auch mit Patienten fremder Kulturen kann Englisch hilfreich sein, weswegen eine Beherrschung der Grundkonversation auch im Alltag der ZFAs wichtig ist.

Im Folgenden ein Beispiel eines Gespräches, wie es auf Englisch mit einem nicht deutschsprachigen Patienten stattfinden könnte:

Aufnahmedialog

Patient admission

Assistant: Guten Morgen. Wie kann ich behilflich sein?
Patient: I cannot speak German. Can you speak English?
Assistant: No problem. Why are you here?
Patient: I have a bad toothache.
Assistant: Ok, what is your name?
Patient: (example name)
Assistant: Have you been to our practice/surgery before?
Patient: No, I just arrived in Germany about three weeks ago.
Assistant: No problem, you just have to fill out our registration form. Are you registered with a *Krankenkasse*?
Patient: Sorry, I'm not. Is that a problem?
Assistant: No, that is fine with us. But you will have to pay for the treatment by yourself.
Patient: Ah, I'm fine with that. Thank you.
Assistant: You can take a seat in our waiting room and fill out the registration form.
Patient: Ok, where can I find the waiting room?
Assistant: The waiting room is ... Can you also fill out the general health questionnaire?
Patient: I will do that. Thank you.

Jeder Mensch ist anders

Zusammenfassend sei noch einmal darauf hingewiesen: Es gibt in der Anatomie des Menschen unzählige Varianten, die Leber kann links liegen, der Blinddarm oben rechts, selbst das Herz kann eine andere Position innehaben. Genauso unterschiedlich kann der Stoffwechsel eines Menschen sein, sein Immun- und Gerinnungssystem. Egal, wie lange man schon in einem medizinischen Bereich arbeitet, wie viele Patienten man bisher betreut hat, ohne, dass ein Zwischenfall passiert wäre: Jeder neue Patient muss als Individuum betrachtet werden und kann auf eine Behandlung oder ein Medikament, das bisher alle 1 000 Patienten vor ihm vertragen haben, mit Nebenwirkungen reagieren. Also:

Pacing
sich an den Patienten anpassen, „mitgehen"

Rapport
Interaktion/empathisches Einfühlen

Merke

Es gilt, aufmerksam gegenüber jedem Patienten zu bleiben und die Äußerungen des Patienten über Missempfindungen oder Angstgefühle ernst zu nehmen.

1.5 Interkollegiale Kommunikation

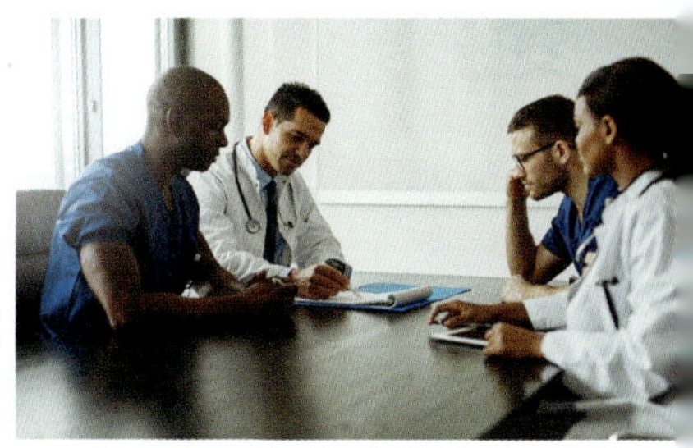

Bild 1: Regelmäßig auch im Team miteinander reden

Kommuniziert wird nicht nur zwischen Patienten und Praxismitarbeitern, sondern natürlich auch zwischen den Praxismitarbeitern selbst. Das Miteinander im Arbeitsteam macht ganz wesentlich die grundlegende Stimmung aus, die in der Praxis herrscht – und auf die der Patient trifft. Daher ist es für die eigene, aber auch die

Patientenzufriedenheit wichtig, interkollegial auf ebenso respektvolle und behutsame Umgangsformen zurückzugreifen, wie gegenüber dem Patienten.

Merke

Auch die Unstimmigkeiten, die interkollegial bestehen und die Patienten miterleben, können verunsichern und zu Anspannungen führen. Wenn es Gesprächsbedarf gibt, sollte dieser hinter verschlossenen Türen und auch dann noch im angemessenen Ton erfolgen.

interkollegial
zwischen Kollegen, zusammen mit Kollegen

Regelmäßige Teamsitzungen und -gespräche (s. Bild 1, Seite 23) können helfen, sich über Positives wie Negatives in einem ruhigen Rahmen auszutauschen und nicht zwischen „Tür und Angel" und im schlimmsten Fall vor dem Patienten. Für ein „Wir-Gefühl" im Team ist daher der interkollegiale Austausch ungemein wichtig.

Aufgaben

1. Welche kindgerechten Ausdrücke für Behandlungen und Instrumente werden in Ihrer Praxis verwendet?
2. Suchen Sie weitere kindgemäße Ausdrücke für zahnärztliche Behandlungsmaßnahmen und zahnärztliche Instrumente.
3. Beobachten Sie Ihre Kolleginnen: Wie zeigen sie den Patienten, dass Sie aufmerksam zuhören?
4. Diskutieren Sie gemeinsam Situationen, in denen es sinnvoll wäre, die Eltern aus dem Behandlungszimmer zu bitten. Spielen Sie eine dieser Situation durch. Mit welchen Worten würden Sie den Eltern Ihr Anliegen verdeutlichen?
5. Nennen Sie typische Symptome und Verhaltensweisen eines Angstpatienten!
6. Definieren Sie den Begriff „Phobie"!
7. Was könnte bei Angstpatienten zur Entspannung beitragen?
8. Warum empfehlen sich „Ich-Botschaften" im Umgang mit verärgerten Patienten?
9. Nennen Sie Beispiele für altersbedingte Krankheiten, die bei der zahnärztlichen Behandlung von älteren Patienten berücksichtigt werden sollten.
10. Auf welche Dinge sollten Sie achten, wenn Sie einen Patienten mit Demenz behandeln?
11. Üben Sie abwechselnd die Aufnahme eines Patienten auf Englisch mit Ihrer Tischnachbarin.

2 Vorbereitung der Behandlung

2.1 Die Krankenvorgeschichte (Anamnese)

Anamnese
„Erinnerung" oder „Gedächtnis", medizinische Vorgeschichte eines Patienten nach eigenen Angaben

Warum kommt ein Patient in die Praxis? Welche Behandlungen wurden bei ihm bereits im Mundraum vorgenommen und was für Vorerkrankungen bringt er mit? Die Antworten auf diese Fragen sind wichtig, um einen Patienten optimal behandeln zu können und genau solche Fragen werden in der Anamnese gestellt.

Durch die Anamnese, also die Erfragung der Krankenvorgeschichte und der aktuellen Beschwerden, wird erst die Grundlage geschaffen, um eine Behandlung für den Patienten planen zu können.

Man unterteilt die Anamnese in unterschiedliche Bereiche (Bild 1). Allgemeine, spezielle und Familienanamnese stellen dabei die wichtigsten Formen dar.

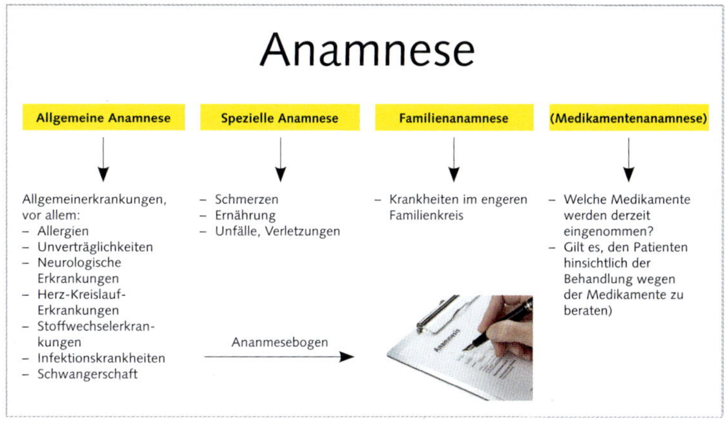

Bild 1: Anamnesebereiche

2.1.1 Allgemeinmedizinische Anamnese

Bei der **allgemeinmedizinischen Anamnese** werden Vorerkrankungen aus dem allgemeinmedizinischen Bereich, die bei der zahnärztlichen Behandlung berücksichtigt werden müssen, erfragt. Anamnesefragebögen helfen, zielgerecht und umfassend Fragen zu stellen.

Ein Patient, der z. B. eine Herzerkrankung hat oder zu Blutungen neigt, muss ganz anders behandelt werden als ein Patient, der kerngesund in die Praxis kommt.

2.1.2 Anamnesebogen

Um all die vorangegangenen Informationen festhalten zu können (und keine Frage zu vergessen), gibt es sog. Anamnesefragebögen (Bild 2). Sie unterscheiden sich von Praxis zu Praxis.

Praxisinfo

Bei Patienten, die die Fragen nicht verstehen oder sie nicht lesen können, hilft es, sie ihnen vorzulesen, nicht Verstandenes zu besprechen und den Bogen gemeinsam mit ihnen auszufüllen. Sind Patienten vielleicht nicht mehr selbst in der Lage, bestimmte Antworten zu geben, sollte auch die Frage nach einem Angehörigen oder einem rechtlichen Betreuer gestellt werden, der ggf. Auskunft geben kann.

PRAXIS FÜR ZAHNHEILKUNDE DR. MISCHA STRUWE

Name Patient | Vorname Patient | geb.

Straße, Nr. | PLZ, Ort

Telefon privat/Mobiltelefon | Telefon geschäftl. | E-Mail

Krankenkasse ______ Zusatzversicherung ○ Beihilfe ○

Versichert bei (Ehepartner, Eltern) ______ Hausarzt: ______

Allergien gegen: ______

neurologische Erkrankungen	ja ○	nein ○
Atemwegserkrankungen	ja ○	nein ○
Stoffwechselerkrankungen	ja ○	nein ○
Herz- Kreislauferkrankungen	ja ○	nein ○
Erkrankungen des Bluts oder blutbildender Organe	ja ○	nein ○
zu niedrigen Blutdruck	ja ○	nein ○
zu hoher	ja ○	nein ○
Kreislaufbeschwerden	ja ○	nein ○
Zustand nach Herzinfarkt	ja ○	nein ○
Endokarditis- Prophylaxe vorgeschrieben	ja ○	nein ○
Blutungsneigung	ja ○	nein ○
Bei mir wird eine Bisphosponattherapie durchgeführt/geplant	ja ○	nein ○
Knochenerkrankungen (z. B. Skoliose)	ja ○	nein ○
Zuckerkrankheit (Diabetes)	ja ○	nein ○
Epilepsie	ja ○	nein ○
Atemwegserkrankung (z. B. Asthma, Bronchitis)	ja ○	nein ○
Leberentzündung/Gelbsucht (Hepatitis A/B/C)	ja ○	nein ○
HIV (Aids)	ja ○	nein ○
Schwangerschaft	ja ○	nein ○
Rötgenaufnahmen im Kieferbereich in den letzten 12 Monaten	ja ○	nein ○
Kiefergelenksbeschwerden	ja ○	nein ○
Wünschen Sie eine Behandlung mit örtlicher Betäubung?	ja ○	nein ○

Sonstiges ______

Ort, Datum ______ Unterschrift ______

Bild 2: Anamnesebogen

Ein Anamnesefragebogen ist so aufgebaut, dass der Patient bei den meisten Fragen nur „Ja" oder „Nein" ankreuzen muss. Wird alles mit „Nein" beantwortet, sollte der Patient allgemeinmedizinisch gesehen gesund sein. Bei manchen Fragen, die mit „Ja" angekreuzt werden, muss teilweise ergänzt werden, welche Krankheiten genau vorliegen.

Generell gilt: Wenn bei irgendeiner Frage „Ja" angekreuzt wird, ist Vorsicht geboten. Dann liegt ein Risiko vor, das bei der Behandlung besondere Beachtung verdient. Die Aufgaben der ZFA bestehen darin zu kontrollieren, ob der Patient alles sorgfältig ausgefüllt hat, und ein mögliches Behandlungsrisiko auf dem Patientenblatt zu vermerken.

Allgemeinmedizinische Anamnese
Erfassung aller relevanten Vor- und Begleiterkrankungen, ggf. auch der Medikamenteneinnahme

Der Anamnesebogen sollte auch den Patienten, die regelmäßig zur Kontrolle kommen, im Abstand von etwa zwei Jahren wieder vorgelegt werden, um Änderungen zu erfassen.

Wichtige Bereiche, die in der allgemeinmedizinischen Anamnese abgefragt werden, gibt die folgende Tabelle 1 wieder:

	Beispiel	Bedeutung	Wichtig in der Zahnarztpraxis, weil …
Allergien	Allergie gegen Penicillin oder andere Antibiotika, Latexallergie, Allergie gegen Händedesinfektionsmittel wie Sterillium	Unverträglichkeit, die dazu führt, dass der Körper sich sozusagen „selbst angreift". Es kommt zu Entzündungs- und Kreislaufreaktionen.	… es Patienten geben kann, die auf eine Behandlung mit Antibiotika, aber auch auf die Einmalhandschuhe, die häufig in Praxen getragen werden, allergisch reagieren.
Neurologische Erkrankungen	Epilepsie	Anfallsleiden, bei dem es im Gehirn zu fehlerhaften Impulsen kommt, die dazu führen, dass der Patient wiederkehrend unter Krampfanfällen leidet.	... man nur dann effektiv auf einen epileptischen Anfall reagieren kann, wenn man ihn als solches einzuordnen weiß. Da auch die Kiefermuskulatur, die Zunge etc. von den Krämpfen betroffen sein können, müssen alle Instrumente umgehend aus der Mundhöhle entfernt werden, weil der Patient sich sonst daran verletzen kann.
Atemwegserkrankungen	Asthma bronchiale	Hierbei kommt es zu einer Verengung der Lufträume in der Lunge, oft allergisch bedingt, durch die die Patienten anfallsweise unter Luftnot leiden können.	… ein Asthmaanfall erkannt werden muss. Eine weitere Behandlung ist dann nicht mehr möglich. Außerdem sollten Betäubungsmittel ohne gefäßverengende Wirkung zum Einsatz kommen, da sie verstärkend wirken könnten.
Stoffwechselerkrankungen	Diabetes mellitus	Diabetes („Zuckerkrankheit") betrifft zunehmend mehr Menschen. Die Wohlstandsgesellschaft, in der wenig Bewegung und zu viel, zu fettiges und süßes Essen zur Fettleibigkeit, zu einem erhöhtem Blutdruck, erhöhten Fettstoffwechselwerten und auch erhöhten Zuckerwerten führen kann, ist mittlerweile gekennzeichnet von einer zunehmenden Anzahl an Diabetes-mellitus-Typ-2-Fällen.	... zuckerkranke Patienten eventuell regelmäßig etwas zu essen brauchen, um den Blutzuckerspiegel auszugleichen. Deshalb sollten lange Wartezeiten vermieden werden. Bei der Lokalanästhesie vertragen Diabetes-Patienten keinen gefäßverengenden Zusatz wie Adrenalin.

	Beispiel	Bedeutung	Wichtig in der Zahnarztpraxis, weil ...
Erkrankungen des Herz-Kreislauf-Systems	Herzinsuffizienz mit Anzeichen der Angina pectoris bis hin zum Herzinfarkt, Herzrhythmusstörungen, Hypertonie, Hypotonie	Bei einer Herzinsuffizienz kann es durch unterschiedliche Ursachen zu einer Schwäche des Herzmuskels kommen. Meist wird er nicht mehr richtig durchblutet (ein Zeichen dafür ist die sog. Angina pectoris, die Brustenge). Die Extremform wäre der Herzinfarkt, bei dem sich ein das Herz versorgendes Gefäß komplett verschließt und Herzgewebe unwiderruflich untergeht. Herzrhythmusstörungen können sehr unterschiedlich sein, sie bezeichnen einen vom Grundrhythmus des Herzens abweichenden Rhythmus, z. B. in Form von Extraschlägen (Extrasystolen). Eine Hypertonie bezeichnet einen zu hohen, eine Hypotonie einen zu niedrigen Blutdruck.	... Erkrankungen des Herzens und des Kreislaufs besondere Vorsicht bei der Lokalanästhesie verlangen: Es dürfen keine Betäubungsmittel mit Vasokonstriktoren, also gefäßverengender Wirkung verwendet werden.
Erkrankungen des Bluts/der blutbildenden Organe	Leukämien, Lymphome, Blutgerinnungsstörungen	Erkrankungen des Blutes wie Leukämien sorgen für eine Abwehrschwäche, das Verhältnis der Blutzellen im Blut – auch jener, die für die Abwehr zuständig sind – stimmt nicht mehr. Blutgerinnungsstörungen haben unterschiedliche Ursachen, sind aber oft vererbt.	... Patienten mit Leukämien etc. gegenüber Infektionen wesentlich anfälliger sind. Bei eitrigen Entzündungen müssen folglich konsequent Antibiotika verordnet werden. Bei Störungen der Blutgerinnung dürfen Zahnentfernungen erst nach Rücksprache mit dem behandelnden Arzt erfolgen.
Sonstiges			
Grüner Star	Glaukom	Ein Glaukom bezeichnet eine Augenerkrankung, bei der zunehmend der Sehnerv geschädigt wird und es zu Sehverschlechterungen kommen kann. Ein erhöhter Augeninnendruck ist dabei ein großer Risikofaktor für die Entstehung eines Glaukoms.	... keine gefäßverengenden Substanzen (wie etwa Adrenalin) in der Anästhesie zum Einsatz kommen dürfen! Die schlimmste Folge wäre eine Erblindung des Glaukom-Patienten.
Infektionskrankheiten	HIV, Hepatitis, Tuberkulose	Es gibt viele unterschiedliche Infektionskrankheiten, die einen besonderen Umgang hinsichtlich des Schutzes und der Hygienebestimmungen bedürfen. Deswegen ist es wichtig im Vorfeld in Erfahrung zu bringen, ob der Patient an einer solchen Infektionskrankheit leidet.	... Infektionskrankheiten das Team und die nachfolgenden Patienten gefährden können. Bei einigen Infektionskrankheiten müssen nach der Behandlung verstärkte Maßnahmen zur Flächen- und Raumdesinfektion durchgeführt werden.
Lebererkrankungen	Zirrhose	Liegt eine Erkrankung der Leber vor, kann sie meist nicht mehr so effektiv bestimmte Stoffe umbauen, was gerade hinsichtlich der Verabreichung von Medikamenten eine Rolle spielt.	... manche Medikamente die Leber schädigen, manche können ggf. nicht mehr ausreichend abgebaut und entgiftet werden.

	Beispiel	Bedeutung	Wichtig in der Zahnarztpraxis, weil ...
Magen-Darm-Erkrankungen	Magengeschwür, Magenschleimhautentzündung	Erkrankungen des Magens oder des Darms können dafür sorgen, dass das Immunsystem an sich geschwächt wird. Das kann auch Auswirkungen auf das gesamte Köpersystem, eben auch auf den Mundraum, haben.	... Magen- und Darmerkrankungen manchmal die Ursache für eine Abwehrschwäche sind. Infektionen im Mundbereich heilen dann schlecht. Bei einer Parodontosebehandlung sollten daher Darminfektionen immer mitbehandelt werden. Bei Magenschleimhautentzündungen sollte der Patient das Schmerzmittel nicht in Tablettenform, sondern als Suppositorium (Zäpfchen) verordnet bekommen, da Schmerzmittel die Magenschleimhaut lokal reizen.
Erkrankungen der Niere	Niereninsuffizienz	Arbeitet die Niere nicht mehr 100 %ig (wie es bei einer Niereninsuffizienz der Fall ist), werden viele Giftstoffe nicht aus dem Blut herausgefiltert und ausgeschieden (deswegen muss ab einem bestimmten Stadium ein Dialysegerät diese Aufgabe übernehmen).	... der Zahnarzt in diesem Fall kein Amalgam als Füllungsmaterial verwenden sollte, da das Schwermetall Quecksilber nicht ordnungsgemäß ausgeschieden werden kann. Auch die Ausscheidung von Medikamenten kann gestört sein. Darauf ist bei der Verordnung Rücksicht zu nehmen.
Erkrankungen der Knochen	Osteoporose	Knochenschwund entsteht meistens durch Vitamin-D- oder Östrogenmangel. Häufig sind ältere Frauen in den Wechseljahren betroffen. Die Knochen entkalken und werden brüchiger.	... der Zahnarzt bei Zahnextraktionen besonders vorsichtig vorgehen muss, um den Kieferknochen nicht zu schädigen.
Systemerkrankungen	Rheumatische Arthritis	Hierbei handelt es sich um eine chronische Entzündung der Gelenke, die sich auch im Kieferbereich zeigen kann.	... der Zahnarzt diese chronischen Entzündungen konsequent behandeln oder die verursachenden Zähne entfernen sollte.
Schwangerschaft/Stillzeit			... Schwangerschaft und Stillzeit Vorsicht bei der Verschreibung und Einnahme von Medikamenten verlangen, um das Kind nicht zu schädigen. So soll z. B. Tetracyclin, ein Antibiotikum, das beim Kind Mineralisationsstörungen der Zähne verursachen kann, nicht verschrieben werden. Amalgamfüllungen sollen nicht gelegt werden, da das von der Mutter aufgenommene Quecksilber eventuell das Kind schädigen könnte.

Tab. 1: Wichtige Erkrankungsbereiche in der Anamnese und ihre Bedeutungen

Im Zuge der Befragung zu den Vorerkrankungen werden in der Regel auch die Medikamente abgefragt, die eingenommen werden (was teilweise auch separat als „Medikamentenanamnese" bezeichnet wird).

Merke

Es ist sehr wichtig zu wissen, welche Mittel der Patient einnimmt, um Wechselwirkungen und Schwierigkeiten bei der Behandlung auszuschließen.

Im besten Fall hat der Patient seine Medikamenteneinnahme als Listenübersicht vom Hausarzt dabei.

2.1.3 Spezielle Anamnese

Es gibt nicht nur eine allgemeine, sondern auch eine **spezielle Anamnese**, denn bis jetzt wusste der Zahnarzt noch nicht, warum der Patient überhaupt in die Praxis gekommen ist. Deswegen fragt der Zahnarzt bei der speziellen Anamnese nach dem Grund für den Besuch und versucht diesen genau zu beleuchten. Wichtige Fragen in der speziellen Anamnese sind daher jene nach der

- Geschichte der jetzigen Beschwerden,
- Bild der jetzigen Beschwerden,
- bisherigen Diagnostik und Therapie.

Angenommen, der Patient stellt sich wegen Schmerzen am Zahn in der Praxis vor, sind folgende Fragen hilfreich, um durch eine spezielle Anamnese der Ursache näher zu kommen, z. B.:

- Wann sind die Schmerzen zum ersten Mal aufgetreten?
- Zu welcher Tages- oder Nachtzeit sind die Schmerzen am schlimmsten?
- Sind die Schmerzen ständig vorhanden oder nur bei bestimmten Reizen?
- Werden die Schmerzen bei Temperaturwechsel (heiß bzw. kalt) stärker oder schwächer?

Spezielle Anamnese
Erfassung der Art und des Schweregrades der zu behandelnden Erkrankung

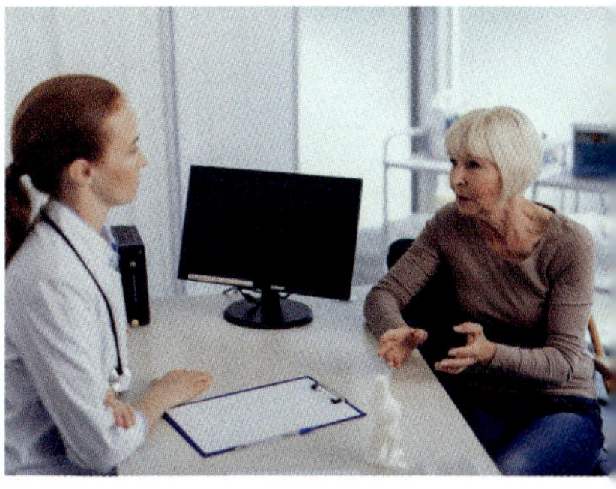

Bild 1: Durch ein ausführliches Anamnesegespräch können Behandlungsrisiken minimiert werden.

Praxisinfo

Aus diesen Angaben des Patienten kann der Zahnarzt Rückschlüsse auf den Schweregrad der Erkrankung ziehen. So deuten Schmerzen, die bei einem ansonsten gesunden Zahn nur bei heiß, kalt, süß und sauer auftreten, auf eine einfache Überempfindlichkeit des Zahnhalses hin. Schmerzen, die besonders nachts auftreten, erhärten den Verdacht auf eine irreversible Pulpitis (irreversibel: nicht umkehrbar, Pulpitis: Entzündung der Zahnpulpa).

Pulpa
Zahnmark

2.1.4 Familien-/Sozialanamnese

Bei der **Familien- und Sozialanamnese** wird nach dem Familienstatus und Erkrankungen innerhalb der Familie gefragt (Erbkrankheiten). Ferner werden der Beruf und die Religionszugehörigkeit ermittelt. Letzteres auch deswegen, weil es religiöse Richtungen gibt, bei denen bestimmte medizinische Handlungen ausgeschlossen werden, wie z. B. bei den Zeugen Jehovas eine Bluttransfusion.

Familien-/Sozialanamnese
Erfassung von Erbkrankheiten/begünstigenden familiären Faktoren und der sozialen Situation des Patienten

Die Familienanamnese wird in der Zahnarztpraxis nur bei ganz speziellen Befunden erhoben. Die familiäre Häufung bestimmter Krankheiten kann etwas darüber aussagen, wie der weitere Krankheitsverlauf zu bewerten ist. Das familiär gehäufte Auftreten von Karies, aber auch der aggressiven Paradontitis, kann eine Infektion mit speziellen Erregern anzeigen, die zwischen den einzelnen Familienmitgliedern ständig ausgetauscht werden.

Bei der Amelogenesis imperfecta, einer vererbten Krankheit mit unvollständig ausgebildetem Zahnschmelz, müssen die Zähne eventuell frühzeitig überkront werden.

Parodontitis
Zahnbettentzündung

Bei einer nicht heilenden Parodontitis (Zahnbettentzündung) erhält der Zahnarzt durch die Familienanamnese einen Hinweis auf vererbte Schwächen des Immunsystems.

In der Kieferorthopädie bekommt man durch die Familienanamnese einen Hinweis auf vererbte Kieferanomalien, die sich manchmal nur operativ beseitigen lassen (z. B. Progenie, vorstehendes Kinn durch übermäßiges Kieferwachstum).

Anomalie
Unregelmäßigkeit, Abweichung von der Norm

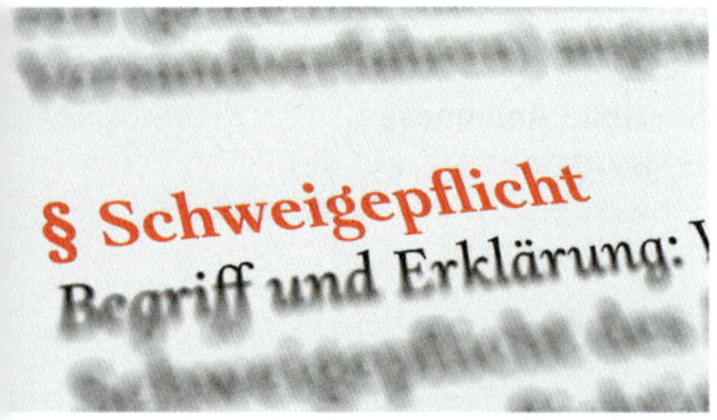

Bild 1: Die Schweigepflicht schützt die Privatsphäre der Patienten.

Merke

Bei jedem Gespräch mit dem Patienten ist darauf zu achten, dass die Schweigepflicht nicht verletzt wird und dass keine anderen Patienten zuhören können. Nur so sind bei kritischen Fragen wahrheitsgemäße Antworten zu erwarten.

Aufgaben

1. Vergleichen Sie den in Ihrer Praxis verwendeten Anamnesebogen mit dem hier abgedruckten. Worin bestehen die Unterschiede?
2. Kontrollieren Sie die Anamnesebögen in Ihrer Praxis. Wie viele werden richtig und vollständig ausgefüllt?
3. Welche Erkrankungen werden am häufigsten angekreuzt?
4. Üben Sie gemeinsam, wie es wäre, wenn ein Patient Schwierigkeiten beim Verständnis der Fragen hätte. Wie würden Sie die einzelnen Fragen einfach und verständlich erklären?
5. Was versteht man unter allgemeiner, spezieller und Familien-/Sozialanamnese?
6. Warum ist das Ausfüllen eines Anamnesebogens für die erfolgreiche Behandlung eines Patienten wichtig?
7. Zählen Sie allgemeine Krankheiten von Patienten auf, die der Zahnarzt bei seiner Behandlung berücksichtigen muss!
8. Nennen Sie Beispiele für Allergien, die Einfluss auf die Zahnärztliche Behandlung haben.
9. Bei welchen allgemeinen Erkrankungen darf kein gefäßverengender Zusatz in der Betäubungsspritze sein?
10. Bei welchen Krankheiten ist eine Familienanamnese sinnvoll?

2.2 Anatomische Grundlagen

Die Grundlage einer guten Behandlung sind neben der Anamnese die genaue Untersuchung und Erfassung der Beschwerden und der körperlichen Situation. Dazu ist es wichtig, die anatomischen Grundlagen gut zu kennen und sich selbst ein Untersuchungsschema einzuprägen, nach dem man vorgeht. Dadurch werden keine wichtigen Aspekte außer Acht gelassen. Wichtig ist zudem, die Befunde genau zu dokumentieren.

Voraussetzung für die korrekte Aufnahme des Befundes sind genaue Kenntnisse der Anatomie und der betreffenden Fachbegriffe. Dies gilt sowohl für den untersuchenden Zahnarzt als auch für seine Assistenz.

2.2.1 Mundhöhle

Cavum oris
Mundhöhle

Die **Mundhöhle** (Cavum oris, Bild 1, Seite 31) liegt am Eingang des sog. Verdauungskanals. Der Verdauungskanal umfasst all jene anatomische Strukturen, mit denen Nahrung aufgenommen, zerkleinert, verdaut und ausgeschieden wird. Dieser Weg beginnt mit der Aufnahme durch den Mund in die Mundhöhle.

Die Aufgaben der Mundhöhle bestehen in:

- der Aufnahme von Nahrung,
- der Vorbereitung der Nahrung für die Verdauung durch Zerkleinerung,
- der Formung von Lauten, um Reden und Singen zu ermöglichen.

Die Mundhöhle wird gebildet aus verschiedenen, sehr weichen Geweben, die sie seitlich, vorne, oben und unten eingrenzen. Dazu zählen:

- Lippen,
- Wangen,
- Mundvorhof,
- Gaumen,
- Mundboden.

Wichtig für die unterschiedlichen Funktionen der Mundhöhle sind weiterhin:

- Zunge,
- Speicheldrüsen.

Die gesamte Mundhöhle wird von **Schleimhaut** (Mukosa) ausgekleidet, die aus einem mehrschichtigen **Plattenepithel** (Epithel: Schichten aus Zellen, die der Abdeckung von Geweben dienen, sog. Deckzellenschicht) besteht. Nur an wenigen Stellen, die besonderer Beanspruchung unterliegen, ist die Mundschleimhaut verhornt, z. B. auf dem Zungenrücken. Eingebettet in die Mundschleimhaut liegen zahlreiche Speicheldrüsen, die sie feucht und geschmeidig halten, aber auch der Abwehr dienen und helfen, den Speisebrei für den Magen vorzubereiten.

Mukosa
Schleimhaut

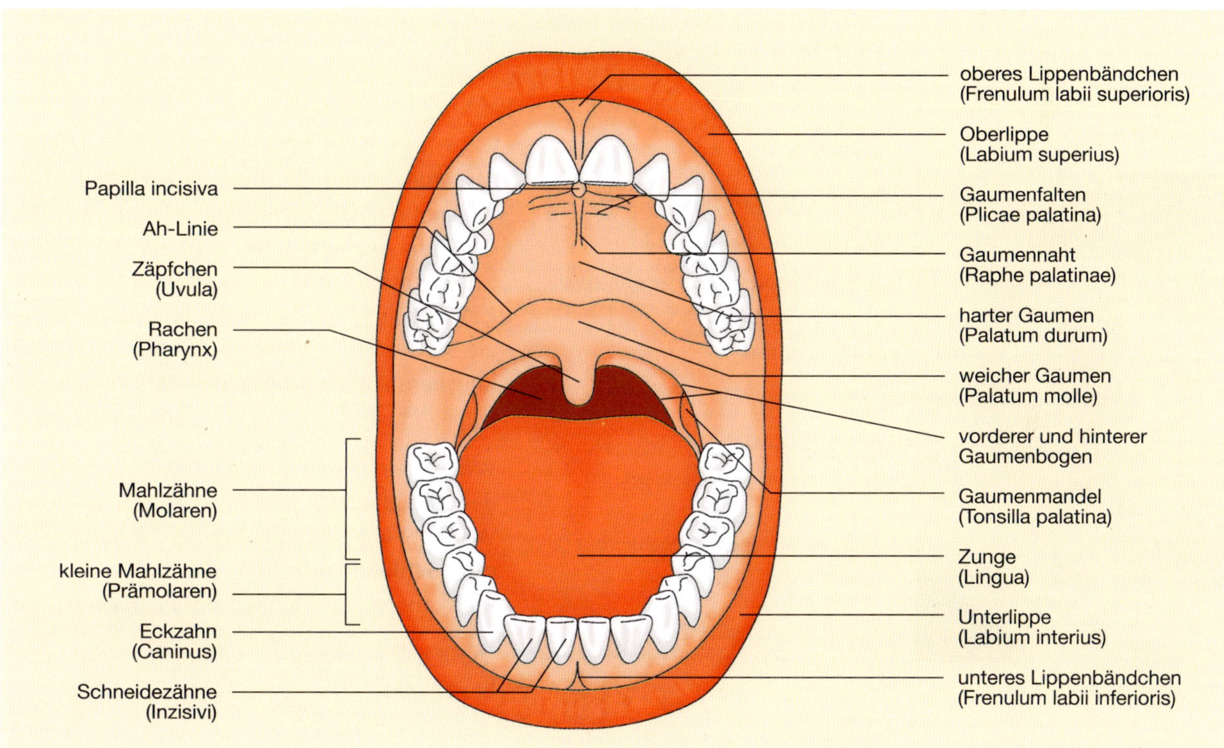

Bild 1: Wichtige anatomische Strukturen der Mundhöhle (Cavum oris)

Lippen

Zu Beginn der zahnärztlichen Untersuchung fällt der Blick auf den Mund. Die **Lippen** (Labium, Plural: Labia) sind die Eingangspforte des Verdauungskanals und haben wichtige Funktionen hinsichtlich der Nahrungsaufnahme, der Sprache und Verständigung. Sie sind dreischichtig aufgebaut: Außen befindet sich die Haut, in der Mitte die Muskulatur und innen die Schleimhaut. Im Bereich des Lippenrots geht die verhornte äußere Haut in die unverhornte Mundschleimhaut über: Das

Labium/Labia
Lippe/Lippen

Lingua
Zunge

Lippenrot selbst ist nur geringgradig verhornt, sodass die rote Farbe der darunterliegenden Gefäße durchscheint. Bei manchen Herzkrankheiten zeigt sich die schlechte Sauerstoffversorgung des Blutes an einer Blaufärbung der Lippen.

Merke

Die **Lippen** befinden sich am Anfang des Verdauungskanals. Sie bilden den Übergang von der äußeren Körperoberfläche zur inneren Körperoberfläche.

Wange

Bucca/Buccae
Wange/Wangen

buccal
zur Wange hin

Musculus buccalis
Wangenmuskel

Anästhesie
Betäubung

Die **Wangen** (bucca, Plural: buccae) bilden die seitliche Begrenzung der Mundhöhle. Ähnlich wie die Lippen sind die Wangen dreischichtig aufgebaut aus Haut, Muskulatur und Schleimhaut. Durch den **Wangenmuskel** (Musculus buccalis) wird die Nahrung immer wieder zwischen die Zahnreihen geschoben, damit sie weiter zerkleinert werden kann. Der Wangenmuskel verhindert auch, dass sich die Wangenschleimhaut beim Kauen zwischen die Zahnreihen legt.

Praxisinfo

Bei Betäubung der Wange oder Ausfall des Gesichtsnervs kann der Wangenmuskel diese Funktion nicht mehr ausüben. Es kann dann zu Bissverletzungen kommen! Das ist der Grund, warum der Patient nach einer Anästhesie eine bestimmte Zeit warten soll, bevor er wieder Essen zu sich nehmen darf.

Mundvorhof

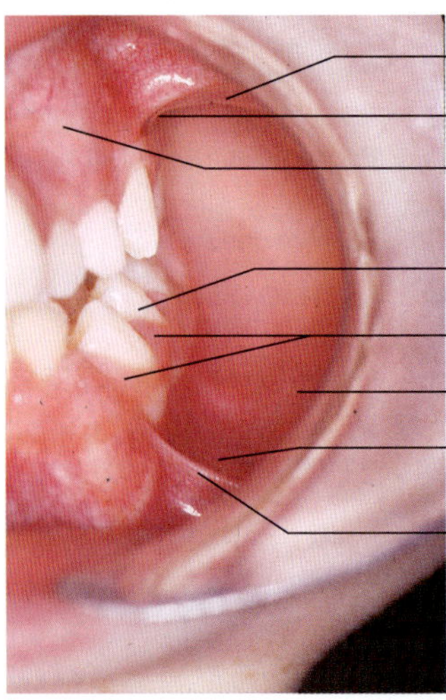

Bild 1: Mundvorhof (Vestibulum oris)

Als **Mundvorhof** (Vestibulum oris, Bild 1) bezeichnet man den spaltförmigen Raum zwischen den Zahnreihen und den Wangen bzw. Lippen. Den höchsten Punkt des Mundvorhofes im Oberkiefer und den tiefsten Punkt im Unterkiefer, wo die Schleimhaut der Zähne und des zugehörigen Knochens auf die Schleimhaut der Wangen bzw. Lippen übergeht, nennt man „**Umschlagfalte**“.

Wenn man einen Mundspiegel vorsichtig in den Mundvorhof schiebt und die Lippen und Wangen von den Zahnreihen abzieht, sieht man **Schleimhautfalten**, die sich vom Zahnsaum aus in den Mundvorhof erstrecken.

Diese Falten werden als **Bändchen** (Frenulum) bezeichnet.

Es gibt verschiedene Bändchen:

- oberes Lippenbändchen (Frenulum labii superioris)
- unteres Lippenbändchen (Frenulum labii inferioris),
- Wangenbändchen (Frenulum buccale).

Vestibulum oris
Mundvorhof

Frenulum
Bändchen

Palatum
Gaumen

Velum palatinum
Gaumensegel

Gaumen

Der **Gaumen** (Palatum) trennt Nasen- und Mundhöhle voneinander. Er besteht aus einem vorderen knöchernen Teil, dem **harten Gaumen** (Palatum durum), sowie dem hinteren **weichen Gaumen** (Palatum molle), auch **Gaumensegel** (Velum palatinum) genannt (Seite 31, Bild 1, Seite 33, Bild 1).

Der **harte Gaumen** wird durch die in der Mitte liegende **Gaumennaht** (Raphe palatina) sozusagen in zwei Hälften geteilt. Kurz hinter den Schneidezähnen befindet sich eine Verdickung auf der Gaumennaht, die als **Papilla incisiva** bezeichnet wird. Darunter mündet ein Knochenkanal, in dem Nervenfasern und Blutgefäße zur Versorgung der vorderen Gaumenschleimhaut verlaufen.

Die hinter der Papilla incisiva gelegenen, quer verlaufenden **Gaumenfalten** (Plicae palatinae) bilden den Widerstand, an dem die Zunge die aufgenommene Nahrung zerreiben kann.

Nach hinten geht der harte Gaumen in den **weichen Gaumen** über. Die Grenze zwischen den beiden, die **Ah-Linie** (Seite 31, Bild 1), wird beim sog. Nasenblasversuch gut sichtbar. Versucht der Patient, durch die zugehaltene Nase Luft zu blasen, senkt sich der weiche Gaumen ab.

Der weiche Gaumen, der hinten im **Zäpfchen** (Uvula) ausläuft, hebt sich beim Sprechen bestimmter Laute (n, g, k) sowie beim Schlucken an. Dadurch verschließt er den oberen Bereich des Rachens, den Nasenrachen, zur Mundhöhle hin. Beim Kauen liegt der weiche Gaumen auf dem Zungengrund und schließt so die Mundhöhle nach hinten hin ab. Er verhindert dadurch, dass beim Atmen unbeabsichtigt Speise in den Luftweg gerät. Der weiche Gaumen ist also ständig in Bewegung. Deshalb bilden sich Druckstellen, wenn eine totale Prothese über die Ah-Linie reicht.

Zwei Schleimhautfalten, der vordere und hintere Gaumenbogen, ziehen beidseitig vom Gaumensegel zum Zungengrund und markieren die Grenze zwischen Mundhöhle und Rachen. Zwischen ihnen liegen links und rechts die **Gaumenmandeln** (Tonsilla palatina), die für die Bildung von Abwehrstoffen verantwortlich sind (Bild 1).

Papilla incisiva
verdickte Stelle der Gaumennaht

Plica
Falte

Plicae palatinae
Gaumenfalten

Raphe palatina
Gaumennaht

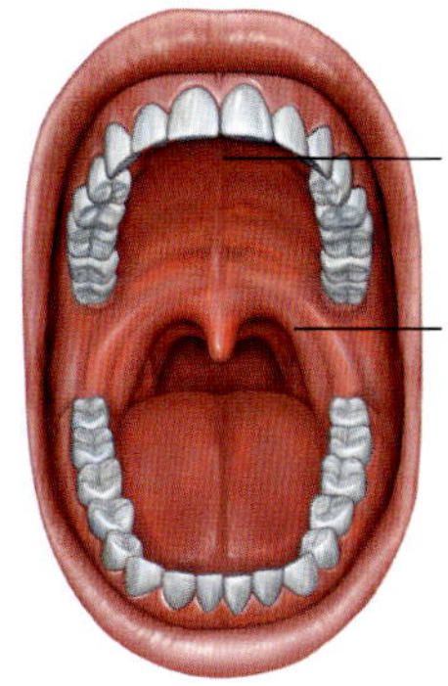

Bild 1: Gaumen

Merke

Der **harte Gaumen** trennt die Mundhöhle von der Nasenhöhle. Der **weiche Gaumen** schließt die Mundhöhle beim Atmen nach hinten hin ab. Beim Schlucken verschließt er den oberen Rachenabschnitt.

Zunge

Die **Zunge** (lingua, glossa) ist ein ziemlich kräftiger Muskel, der durch die spezielle Anordnung der verschiedenen Muskelfaserbündel eine außerordentliche Beweglichkeit besitzt.

Die Zunge hat zahlreiche Aufgaben:

- Zerdrücken von weicher Nahrung,
- Vermengung des Speisebreis mit Speichel,
- Entdecken von gefährlichen Teilchen in der Nahrung (s. u.),
- Formung des Speisebreies zu einem schluckfähigen Klumpen,
- Transport des Speisebreies zum Rachen,
- Abdichten des vorderen Mundbereiches beim Schlucken,
- Reinigung der Mundhöhle nach der Nahrungsaufnahme,
- Lautbildung beim Sprechen.

Uvula
Zäpfchen

Tonsilla/Tonsillae
Mandel/Mandeln

Glossa/Lingua
Zunge

Merke

Die Sinneskörperchen, die an der Zunge das „Tasten" ermöglichen, sind sehr fein abgestimmt und nehmen jede Unregelmäßigkeit im Essen sofort wahr. Um das noch effektiver machen zu können, hat die Zunge einen „Vergrößerungseffekt", eine Fischgräte würde z. B. wesentlich größer als normal wahrgenommen – dafür aber eben auch schneller entdeckt.

Mit jeder Nahrungsaufnahme wird das gesamte Essen auf Unstimmigkeiten untersucht. Die Zunge ertastet rasch Knochen, kleinere Steinchen (z. B. aus dem Salat) bzw. nicht kaubares Material.

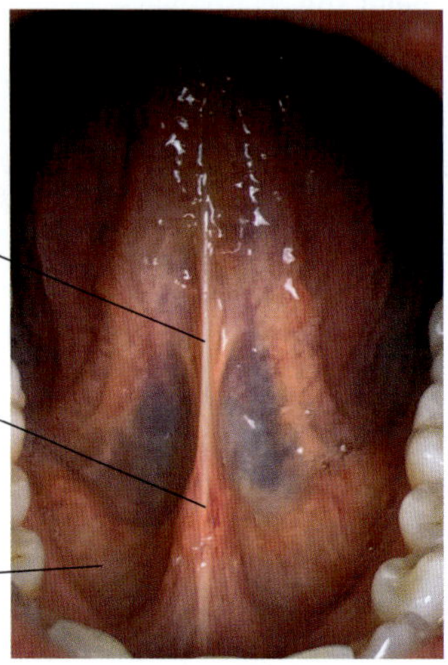

Bild 1: Zungenunterseite

Beim Anheben der Zunge spannt sich das **Zungenbändchen** (Frenulum linguae). Es zieht von der Zungenunterseite bis zum Mundboden, kurz hinter die unteren mittleren Schneidezähne (Bild 1).

Die Zunge ist auch ein Sinnesorgan. Sie beherbergt verschiedene Sinne zur Prüfung der aufgenommenen Nahrung:

- Temperatursinn,
- Schmerzsinn,
- Tastsinn,
- Geschmackssinn.

Ihre Oberfläche enthält die höchste Dichte an **Tastkörperchen** und ist damit das empfindlichste Tastorgan des menschlichen Körpers (zu ihrer Vergrößerungsfunktion s. o.).

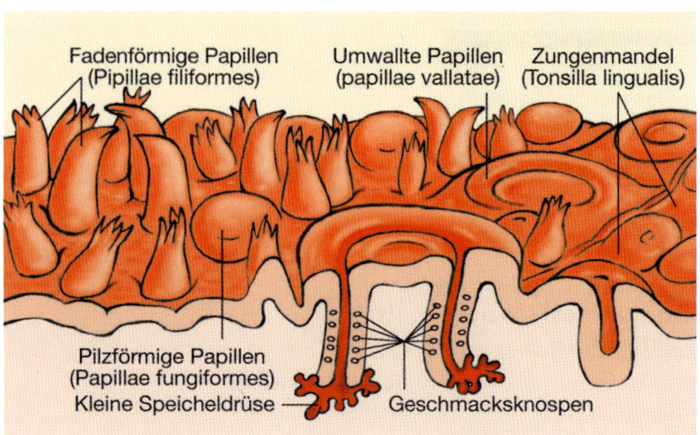

Bild 2: Die unterschiedlichen Papillenarten der Zunge

Der Zungenrücken hat eine raue Oberfläche, die durch eine Vielzahl von kleinen Wärzchen (Papillen) gebildet wird (Bild 2). Man unterscheidet und benennt sie nach ihrem Aussehen:

- Die **fadenförmigen Papillen** (Papillae filiformes) kommen am häufigsten vor. Sie sind verhornt und geben der Zunge ihr graues, raues Aussehen. Sie dienen nur zum Betasten und Zerreiben der Nahrung.
- Die **pilzförmigen Papillen** (Papillae fungiformes) sind rot, unverhornt und einzelnd über die Zunge verteilt. In ihrer zentralen Einsenkung tragen sie Geschmacksknospen.
- Die **blattförmigen Papillen** (Papillae foliatae) sind unverhornt und liegen seitlich am hinteren Zungenrand. Sie tragen an ihren Seitenflächen Geschmacksknospen.
- 8 bis 12 unverhornte **Wallpapillen** (Papillae vallatae) liegen v-förmig am Ende des sichtbaren Zungenbereichs. Ihre Geschmacksknospen befinden sich in einer kreisförmigen Einsenkung der Papille, dem sog. Wallgraben.

Papilla
Wärzchen

Der **Geschmackssinn** ist mit seinen vielen kleinen Geschmacksknospen hauptsächlich auf den Zungenrücken und den Zungenrand konzentriert.

Schaut man sich die Bauweise der Papillen an, die auch **Geschmacksknospen** tragen, fällt auf, dass die Knospen nicht auf der Oberfläche, sondern in einer kleinen Falte am Grund der Papille lokalisiert sind (Bild 2). In Wasser gelöste Geschmacksstoffe müssen hierhin gelangen, bevor sie wahrgenommen werden können. Am Grund dieser Schleimhautfurche befinden sich kleine Speicheldrüsen, die die Schleimhautfurche anschließend wieder sauber spülen, damit andere Geschmacksstoffe wahrgenommen werden können.

Die **Geschmacksknospen** können fünf unterschiedliche Geschmacksqualitäten wahrnehmen (Bild 1): süß, sauer, salzig, bitter und umami (ausgelöst durch die Aminosäuren Glutamat und Aspartat, wird als „würzig“, „wohlschmeckend“ übersetzt). Man ging lange Zeit davon aus, dass diese Geschmacksqualitäten auf jeweils bestimmte Bezirke der Zungenoberfläche konzentriert sind. Heute ist diese Unterteilung umstritten und nicht mehr klar, ob es wirklich annähernd feste Bereiche gibt, auf die man die unterschiedlichen Geschmacksqualitäten beziehen kann. Die volle Bandbreite des Geschmacks ergibt sich aber erst aus der Kombination verschiedener Geschmacksqualitäten untereinander sowie durch das Mitwirken von Tast-, Temperatur- und Riechsinn.

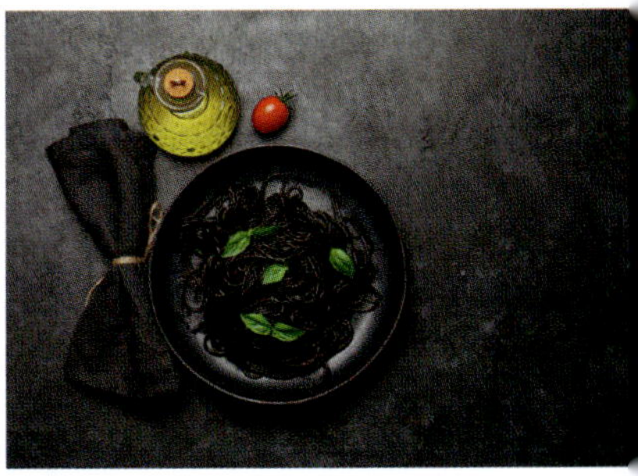

Bild 1: Auch die Farbe einer Speise hat Einfluss auf unser Geschmacksempfinden.

Hinter den Wallpapillen, auf dem Zungengrund, befindet sich die **Zungenmandel** (Tonsilla lingualis). Sie ist zusammen mit den anderen Mandeln wichtig für das Immunsystem und überzogen mit viel lymphatischem Gewebe. Lymphozyten sind Abwehrzellen und sorgen dafür, dass unerwünschte Eindringlinge schnell erkannt und bekämpft werden.

Mundboden

Der **Mundboden** ist die untere Begrenzung der Mundhöhle. Er wird sichtbar, wenn die Zunge nach oben gestreckt wird. Er bekommt seine Festigkeit durch den zwischen Unterkieferrand und Zungenbein ausgespannten Mundbodenmuskel (Musculus mylohyoideus) (s. Kapitel 5). Das Zungenbändchen teilt den Mundboden in eine rechte und linke Hälfte. Am Ansatz des Zungenbändchens, hinter den mittleren Schneidezähnen, befindet sich beidseitig eine kleine Verdickung, die Unterzungenwarze (Caruncula sublingualis), aus der der Speichel der Unterkieferspeicheldrüse abgesondert wird: Bei der Behandlung entleert er sich manchmal in einer kleinen Fontäne.

Caruncula sublingualis
Unterzungenwarze

Musculus mylohyoideus
Mundbodenmuskel

Plica sublingualis
Unterzungenfalte

Links und rechts neben den Zahnreihen liegt jeweils eine Schleimhautfalte, die Unterzungenfalte (Plica sublingualis), unter der sich die Unterzungenspeicheldrüse verbirgt und in die mehrere Ausführungsgänge der Unterzungenspeicheldrüse münden (Bild 1).

Speicheldrüsen

In der Mundhöhle gibt es zahlreiche **Speicheldrüsen** (Glandula: Drüse; Glandula salivaria: Speicheldrüse).

Glandula
Drüse

Ihre Hauptaufgaben des Speichels sind:

- Feuchthalten der Mundschleimhaut
- Anfeuchten der Nahrung, wodurch sie gleitfähiger wird
- Vorverdauung der Nahrung, z. B. der Kohlenhydrate, also Zucker und Stärke
- Abwehr von Krankheitserregern
- Reinigung der Mundhöhle
- Remineralisation von entkalktem Zahnschmelz
- Abpufferung der aufgenommenen Säure, z. B. wenn Essig oder Zitrusfrüchte gegessen werden, also Abmilderung der Wirkung von Säure im Mundraum und in der Speiseröhre.

Mandibula
Unterkiefer

submandibular
zum Unterkiefer gehörend

Maxilla
Oberkiefer

Kleine Speicheldrüsen sind in der ganzen Schleimhaut verteilt. Darüber hinaus gibt es drei große, paarig angelegte Speicheldrüsen:

- Unterzungenspeicheldrüse (Gl. sublingualis)
- Unterkieferspeicheldrüse (Gl. submandibularis)
- Ohrspeicheldrüse (Gl. parotis)

Praxisinfo

Der Ausführungsgang der Unterkieferspeicheldrüse mündet am Ansatz des Zungenbändchens. Während der Behandlung kann es passieren, dass plötzlich Speichel wie eine kleine Fontäne hochspritzt, weil der Zahnarzt oder die ZFA versehentlich Druck auf diese Stelle ausgeübt haben.

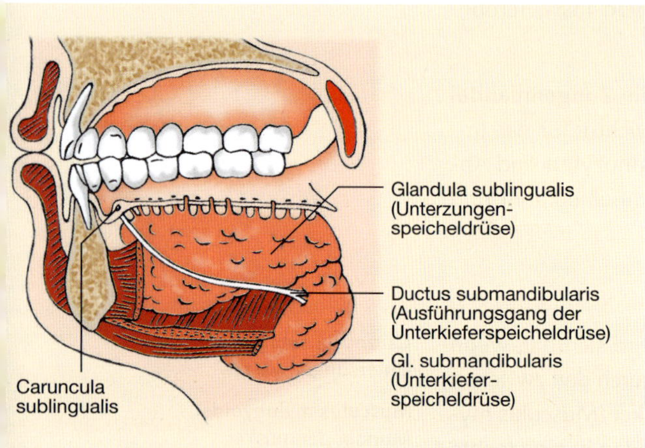

Bild 1: Unterzungen- und Unterkieferspeicheldrüse

Die **Unterzungenspeicheldrüsen** (Gl. sublingualis) liegen links und rechts im Mundboden neben den Zahnreihen. Bei angehobener Zunge zeigt sich hier eine längliche Schleimhauterhebung (Plica sublingualis), in der mehrere kleine Ausführungsgänge der Drüse münden. Ein größerer Ausführungsgang mündet hinter den Schneidezähnen am Ansatz des Zungenbändchens in einer weichen Warze (Caruncula sublingualis) (Bild 1). Der Speichel der Unterzungenspeicheldrüse ist sehr schleimhaltig (mukös).

Die **Unterkieferspeicheldrüse** (Gl. submandibularis) liegt unter dem Mundbodenmuskel im Kieferwinkelbereich (Bild 1 und 2). Ihr Ausführungsgang (Ductus submandibularis) läuft über den Mundbodenmuskel an der Unterzungendrüse entlang und mündet im Ansatzbereich des Zungenbändchens, in der Caruncula sublingualis.

Die Unterkieferspeicheldrüse produziert einen gemischten wässerig-schleimhaltigen (seromukösen) Speichel.

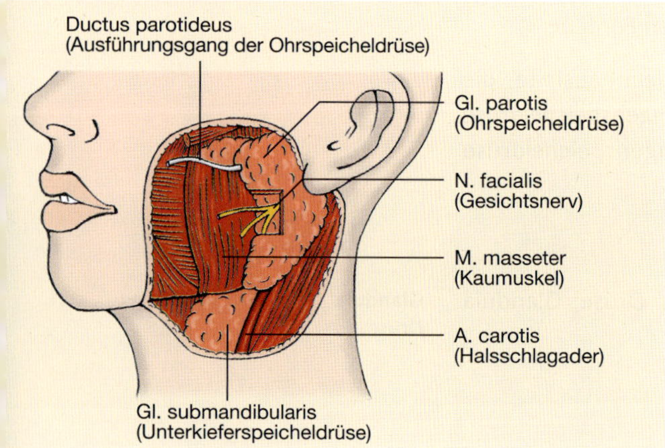

Bild 2: Ohrspeicheldrüse und Unterkieferspeicheldrüse

Die **Ohrspeicheldrüse** (Gl. parotis) liegt in der Wange vor und unter dem Ohr (Bild 2). Sie hat einen langen Ausführungsgang, der im Mundvorhof gegenüber dem oberen ersten Mahlzahn (Molaren) einmündet. Diese Stelle ist als kleine Falte in der Wangenschleimhaut gut sichtbar. Die Ohrspeicheldrüse bildet einen wässerigen (serösen) Speichel.

Eine Speichelausscheidung (Sekretion) findet in einem kleinen Rahmen ständig statt, um die Schleimhäute feuchtzuhalten. Dieser Speichel wird als **Ruhespeichel** bezeichnet. Eine Erhöhung der Speichelproduktion und -abgabe wird durch Nervenimpulse ausgelöst, wenn man leckere Speisen gesehen, gerochen oder auch nur daran gedacht hat. Häufig spürt man dann, wie „das Wasser im Munde zusammenläuft". Im Laufe des Tages bilden die drei großen Speicheldrüsen etwa 1 bis 1,5 l Speichel.

Der Speichel setzt sich aus folgenden Bestandteilen zusammen:

- Wasser (ca. 99 %),
- Schleimstoff (Muzin),
- Verdauungsstoffe (z. B. Ptyalin, ein Enzym),

- flüssige Abwehrstoffe und weiße Blutkörperchen,
- Mineralstoffe (z. B. Kalziumverbindungen).

Speichel hat, wie oben schon erwähnt, viele unterschiedliche Aufgaben:

- Nahrungsmittelreste werden durch den Speichel aufgelöst und anschließend verschluckt. Er spült die Mundhöhle nach dem Essen wieder sauber. Wird zu wenig Speichel gebildet, was im Rahmen bestimmter Erkrankungen, durch Nebenwirkungen von Medikamenten oder durch Speichelsteine, passieren kann, kann es zu einem trockenen Mund kommen (Xerostomie). Dieses Symptom tritt häufiger bei älteren Patienten auf. Hier kann es als Folge aufgrund der schlechten Selbstreinigung der Zähne zu einer verstärkten **Karies** (Zahnfäule) kommen, weil mehr Essenrückstände im Mundraum verbleiben.

  Die Nahrung wird beim Zerkauen mit Speichel durchmischt, sodass sie gleitfähiger wird und beim Schlucken besser rutscht. Die empfindlichen unverhornten Schleimhäute der Mundhöhle werden feucht und geschmeidig gehalten, damit sie nicht so leicht verletzt werden. Durch das im Speichel enthaltene **Enzym** Ptyalin (Enzym: Eiweiß, das eine chemische Reaktionen in Gang setzt) beginnt schon im Mund die Verdauung von Zuckern (Kohlenhydraten). Durch Ptyalin wird die Stärke der Nahrung in Malzzucker umgewandelt.

  Flüssige Abwehrstoffe aus dem Blut, die mit dem Speichel ausgeschieden werden, und weiße Blutkörperchen hemmen das Wachstum der Mundhöhlenbakterien bzw. wehren fremde Erreger ab. Die wichtigsten Mineralstoffe des Speichels sind die **Kalziumverbindungen**. Sie schlagen sich einerseits in der bakteriellen Plaque nieder und bilden **Zahnstein** sowie **Konkremente** (harte Zahnbeläge unterhalb des Zahnfleischsaumes). Andererseits können sie sich in die durch Säureeinwirkung oberflächlich entkalkte Zahnoberfläche einlagern (Remineralisation) und so das Anfangsstadium der Karies ausheilen. Andere Mineralstoffe gleichen den pH-Wert (Maßeinheit für den Säuregehalt) des Speichels aus, wenn saure Nahrung aufgenommen wird (Pufferwirkung), sodass der Zahnschmelz nicht so schnell entkalkt.

Xerostomie
Mundtrockenheit

Enzym
Eiweiß, das eine chemische Reaktion in Gang bringt

Ptyalin
Enzym im Speichel zur Verdauung von Kohlenhydraten

Plaque
Fest anhaftender, nicht abspülbarer, bakterieller Zahnbelag

Konkremente
harte Zahnbeläge unterhalb des Zahnfleischsaumes

Remineralisation
Wiedereinlagerung von Kalziumverbindungen in die entkalkte Zahnoberfläche

Karies
Zahnfäule

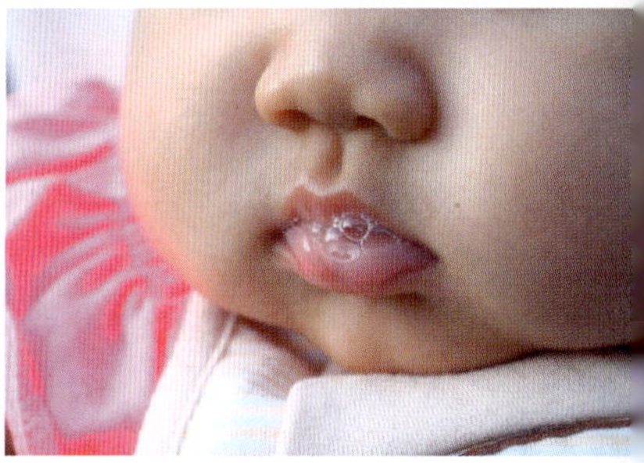

Bild 1: Erhöhte Speichelproduktion beim zahnenden Kind

2.2.2 Rachen

Der hinter der Mundhöhle gelegene **Rachen** (Pharynx) ist ein mit Schleimhaut ausgekleideter Muskelschlauch, der von der Schädelbasis bis zum Hals reicht. Er verbindet die Nase mit der Luftröhre und den Mund mit der Speiseröhre.

Der Rachen wird in drei Abschnitte unterteilt (siehe auch Seite 38, Bild 1):

- **Nasenrachen** (Epipharynx),
- **Mundrachen** (Mesopharynx),
- **Kehlkopfrachen** (Hypopharynx).

Der **Nasenrachen** reicht von den inneren Nasenöffnungen bis zum Gaumensegel. Auf seiner Hinterwand liegt die Rachenmandel (Tonsilla pharyngica), die wichtig für die Bildung von Abwehrstoffen gegen Krankheitserreger ist. Links und rechts unterhalb der Rachenmandel liegen die Mündungen der Ohrtrompete (Tuba auditiva), die das Mittelohr und den Rachen miteinander verbindet. Über diesen Verbindungsgang kann ein Druckausgleich stattfinden, wenn man sich z. B. in die Höhe (Fliegen) oder Tiefe (Tauchen) begibt. Der Druck im Mittelohr bleibt zunächst gleich und passt sich nicht umgehend dem sich ändernden Umgebungsdruck an.

Pharynx
Rachen

epi
oberhalb von

hypo
unterhalb von

Tuba auditiva
Ohrtrompete

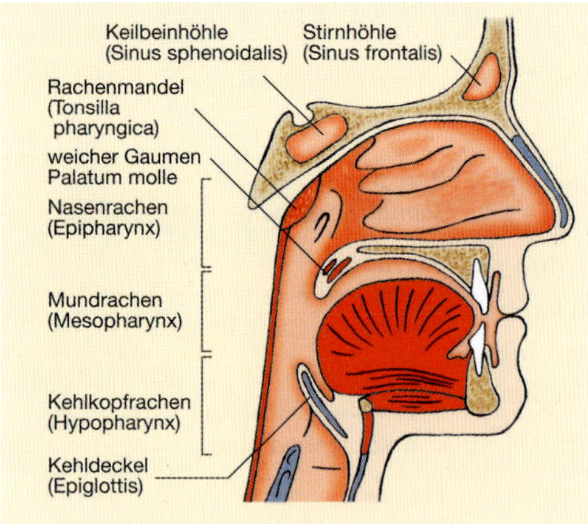

Bild 1: Schnitt durch den Kopf. Wichtige Strukturen im Mund-Rachen-Raum

Der **Mundrachen** (Bild 1) reicht vom Gaumensegel an abwärts bis zum Zungengrund. In seinen Seitenwänden befinden sich die sog. Seitenstränge, die ebenfalls aus lymphatischem Gewebe bestehen und wichtig für die Bildung von Abwehrstoffen gegen Krankheitserreger sind. Im Mundrachen kreuzen sich die Wege der Atemluft und der aufgenommenen Nahrung: Die Luft muss in die vorn gelegene Luftröhre eintreten, die Nahrung muss die hinten gelegene **Speiseröhre** (Oesophagus) erreichen (Bild 2).

Der **Kehlkopfrachen** (Bild 1) beginnt am Zungengrund und endet am Kehlkopf- bzw. Speiseröhreneingang. Hier trennen sich die Wege von Atemluft und Nahrung wieder.

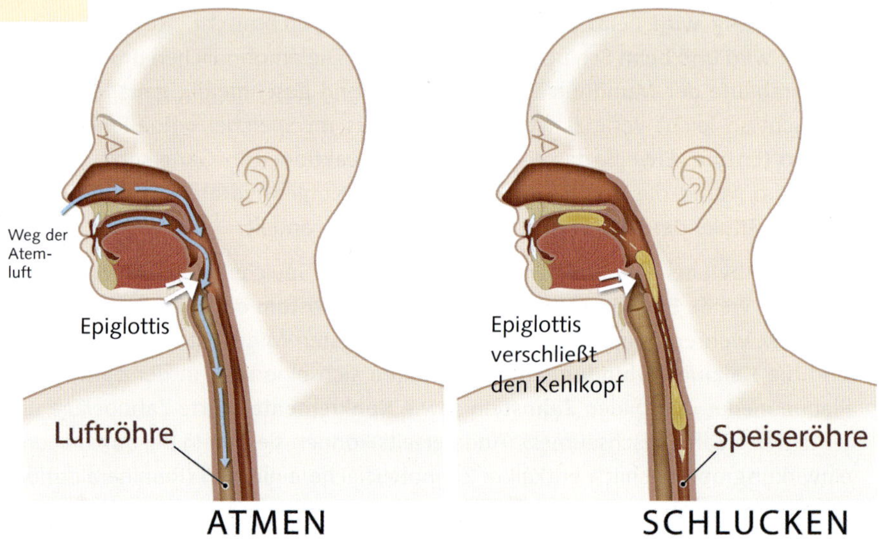

Bild 2: Schluckvorgang

Weichenfunktion des Rachens

Trachea
Luftröhre

Oesophagus
Speiseröhre

Atemluft und Nahrung gelangen über den gleichen Weg in den Mundraum und gehen beide prinzipiell in die gleiche Richtung weiter in den Rachen – aber nicht in die gleiche Röhre. Für die Luft ist die **Luftröhre** (Trachea) zuständig, für die Nahrung die Speiseröhre.

Damit nun keine Nahrung in die Luftröhre gelangt (was wesentlich schlimmere Folgen hätte als Luft im Magen), muss ein Zusammenspiel der Rachenmuskeln erfolgen – der Schluckvorgang (Bild 2). Man spricht in diesem Zusammenhang auch von einer **Weichenfunktion des Rachens**.

Beim Schluckvorgang müssen verschlossen sein:

- Nasenrachen,
- Mundhöhle,
- Eingang zur Luftröhre.

Epiglottis
Kehldeckel

Der Eingang zum Nasenrachen verschließt sich durch Anheben des Gaumensegels und Vorwölbung der Rachenhinterwand. Die Mundhöhle wird nach vorn geschlossen durch Anlegen des Zungenrückens an den harten Gaumen. Der Kehlkopfeingang, und damit der Eingang zur Luftröhre, besitzt einen Deckel, den **Kehldeckel** (Epiglottis), der beim Schlucken den Kehlkopfeingang verschließt und verhindert, dass Nahrung oder Speichel in die Luftröhre gelangen.

Abwehrfunktion des Rachens

Mund und Nase bilden eine Verbindung zum „Außen" und sind dadurch nicht nur die Eintrittspforte für Atemluft und Nahrungsmittel, sondern auch für die darin enthaltenen Krankheitserreger. Deshalb sind mehrere Organe, die der Abwehr von Krankheitserregern dienen, im Bereich von Nasenrachen, Mundrachen und Mund zu finden. Dazu zählen:

- Rachenmandel (Tonsilla pharyngica)
- Seitenstränge
- Gaumenmandeln (Tonsilla palatina)
- Zungenmandel (Tonsilla lingualis)

Mandeln und Seitenstränge bilden den **Waldeyerschen Rachenring**. Sie gehören zum lymphatischen System, das im Körper für die Bildung von Abwehrstoffen und generell für die Abwehr zuständig ist. Die Lymphozyten (Form von weißen Blutkörperchen), die im lymphatischen System gebildet werden, kommen in den Mandeln in Kontakt mit den Krankheitserregern, analysieren sie und beginnen mit der Bildung von Abwehrstoffen und Antikörpern.

Lymphatisches System
zuständig für die Abwehr von Krankheitserregern im Körper

Lymphozyten
Form von weißen Blutkörperchen für die spezifische Abwehr von Krankheitserregern

2.2.3 Zähne

Ober- und Unterkiefer bilden zusammen das Gebiss. Die Zähne (Dens, Plural: Dentes) werden benötigt, um feste Nahrung zu zerteilen und zu zermahlen. Außerdem sind sie, zusammen mit der Zunge, sehr wichtig für die Sprachbildung (fehlen sie, nuschelt man beim Sprechen).

Dens/Dentes
Zahn/Zähne

Gebissaufbau bei Kindern

Das Gebiss von kleinen Kindern, das **Milchgebiss** (Bild 1), unterscheidet sich in der Zahnanzahl und auch in den Zahnformen von dem Gebiss des Erwachsenen.

▶ siehe auch Lernfeld 4

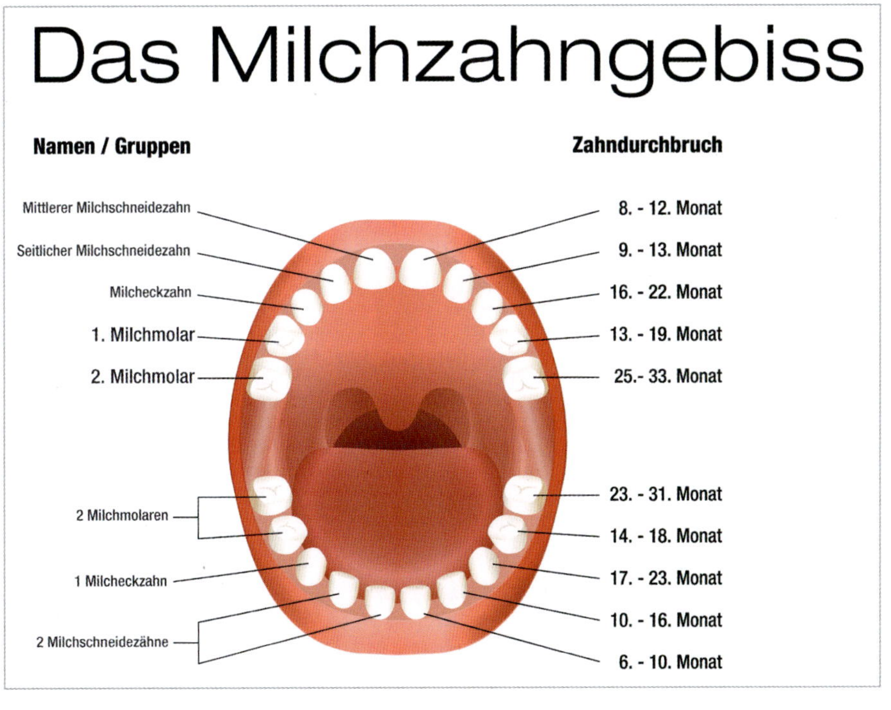

Bild 1: Milchgebiss

Das Milchgebiss hat 20 Milchzähne (Dentes decidui), das sind jeweils 10 Zähne im Ober- und im Unterkiefer. In der Regel brechen die unteren Schneidezähne zuerst durch, danach kommen die oberen. Ein Jahr später zeigen sich die Eckzähne und die ersten Seitenzähne (Milchmahlzähne oder Milchmolaren). Etwa zwischen dem zweiten und dritten Geburtstag ist das Milchgebiss vollständig.

▶ siehe auch Lernfeld 4

In jeder Kieferhälfte des Milchgebisses finden sich:
- 2 Milchschneidezähne,
- 1 Milcheckzahn,
- 2 Milchmolaren.

Praxisinfo

Ca. im 6. Lebensjahr brechen die ersten Molaren, die Sechsjahrmolaren, als erste bleibende Zähne durch. Da diese Zähne im Milchgebiss keine Vorgänger haben, fällt bei ihrem Durchbruch kein Milchzahn aus. Deshalb wird ihr Durchbruch von vielen Müttern nicht bemerkt. Diese Zähne werden auch „Zuwachszähne" genannt. Fällt ein Milchzahn aus und wird von einem bleibenden Zahn ersetzt, spricht man von „Ersatzzähnen".

Dentes decidui
Milchzähne

Dentes permanentes
bleibendes Gebiss

Sowohl im Milchgebiss als auch im bleibenden Gebiss werden die Schneidezähne und die Eckzähne zusammen als Frontzähne bezeichnet. Die Prämolaren und Molaren bilden die Seitenzähne.

Praxisinfo

Im Volksmund werden die Seitenzähne häufig als Backenzähne bezeichnet.

▶ siehe LF4, Kap. 1.1

Die **Milchzähne** unterscheiden sich von den bleibenden Zähnen dadurch, dass sie insgesamt kleiner sind und etwas gedrungener aussehen als die bleibenden Zähne. Im Aufbau haben sie eine relativ gesehen größere Pulpa und einen dünneren Schmelzüberzug, der etwas bläulich aussieht.

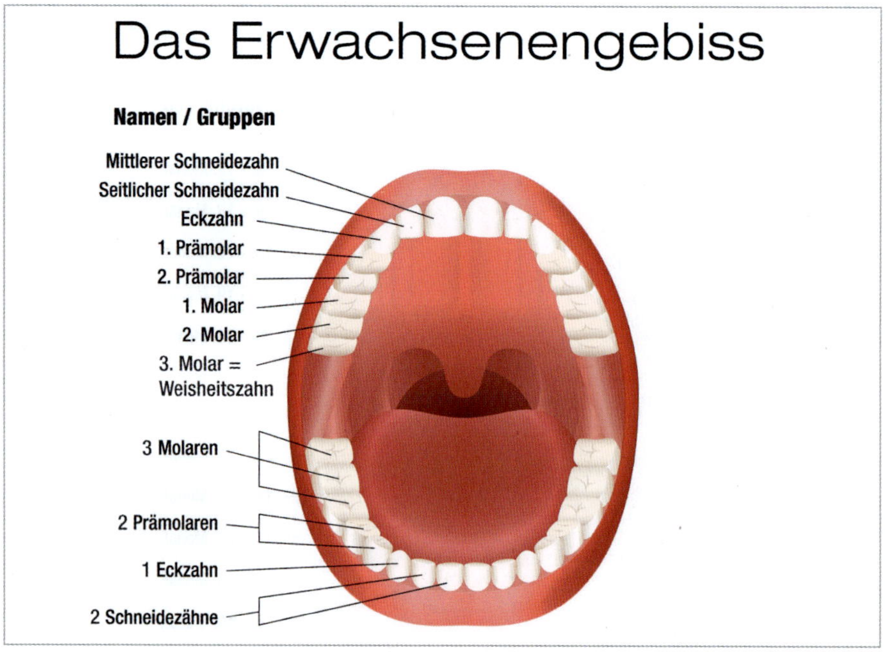

Bild 1: Bleibendes Gebiss

Merke

Das **bleibende Gebiss** hat 32 Zähne. In jeder Kieferhälfte befinden sich 8 Zähne

- 2 Inzisivi (Schneidezähne, Singular: Inzisivus)
- 1 Caninus (Eckzahn, Plural: Canini)
- 2 Prämolaren (Vormahlzähne)
- 3 Molaren (Mahlzähne)

Dokumentation der Befunde

Die vom Zahnarzt erhobenen Befunde müssen von der Zahnmedizinischen Fachangestellten sorgfältig notiert werden, dienen sie doch als Grundlage für weitere Behandlungsmaßnahmen.

Damit die Zahnmedizinische Fachangestellte eine ordnungsgemäße Dokumentation vornehmen kann, muss sie fundierte Kenntnisse der verwendeten Begriffe und Bezeichnungen haben. Deshalb werden in diesem Kapitel die wichtigsten Lage- und Richtungsbezeichnungen aus der Medizin sowie die unterschiedlichen Bezeichnungssysteme für die Zähne (Zahnschemata) und Flächenbezeichnungen der Zähne erläutert.

Lage- und Flächenbezeichnungen der Zähne und der Mundhöhle

Um sich in der Mundhöhle orientieren zu können, gibt es eine Vielzahl einheitlich gültiger Bezeichnungen. Damit man die Lage einer Füllung genau beschreiben kann, müssen beispielsweise die verschiedenen Flächen eines Zahnes angegeben werden.

Praxisinfo

Die Kenntnis der Füllungslage ist nicht nur für die genaue Dokumentation, sondern auch für die Abrechnung der zahnärztlichen Leistungen wichtig.

Merke

Die Begriffe, die eine Füllungsfläche bzw. eine Richtung oder Lage in der Mundhöhle angeben, entstammen der lateinischen oder griechischen Sprache und haben ihren Ursprung in der anatomischen Bezeichnung der jeweiligen Struktur.

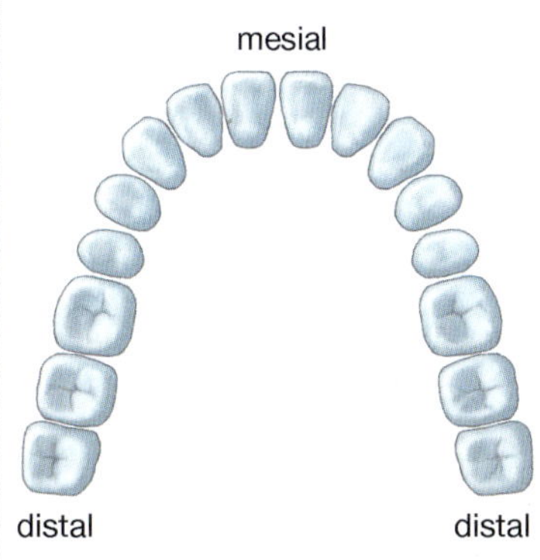

Bild 1: mesial und distal

Der obere bzw. untere Zahnbogen lässt sich in eine rechte und linke Hälfte teilen, die von der Mittelinie getrennt wird. Daher gibt es Flächen, die zu dieser Mittellinie hinzeigen und welche, die von dieser Mittellinie wegzeigen. Flächen, die der Mittellinie zugewandt sind, nennt man mesial (zur Mitte hin), Flächen, die abgewandt sind, distal (von der Mitte weg).

Die nach außen zur Wange hin zeigenden Flächen der Seitenzähne werden mit **buccal** (zur Wange hin) beschrieben. Die identische Fläche bei den Frontzähnen heißt **labial** (zur Lippe hin). Im Oberkiefer nennt man die Flächen, die zum Gaumen zeigen, **palatinal** (zum Gaumen hin). Im Unterkiefer heißen die Flächen, die zur Zunge gerichtet sind, **lingual** (zur Zunge hin). Die zum Nachbarzahn hin weisenden Flächen werden allgemein als **approximal** (zum Nachbarzahn hin) bezeichnet. Den Bereich zwischen den Zähnen nennt man **interdental** (zwischen den Zähnen liegend).

Seitenzähne haben eine Kaufläche, die als **occlusal** (zur Kaufläche hin) bzw. Okklusionsfläche gekennzeichnet wird. Die Schneidekante der Schneide- und Eckzähne wird **Inzisalkante** genannt. Ein weiterer wichtiger Bereich liegt am Zahnhals. Diese Fläche heißt in der Fachsprache **zervical** (am Zahnhals). An den Zahnhals schließt sich in der Mundhöhle das Zahnfleisch an. Diese Lage wird **gingival** (am Zahnfleisch) genannt. Der Bereich an der Wurzelspitze heißt **apical** (an der Wurzelspitze). Will man hingegen Flächen beschreiben, die an einer Zahnwurzel liegen, so nennt man diese in der Fachsprache **radikulär** (an der Zahnwurzel gelegen).

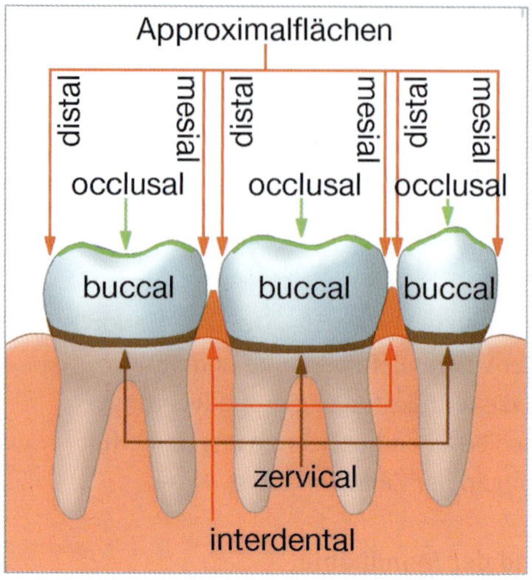

Bild 1: Lage 1

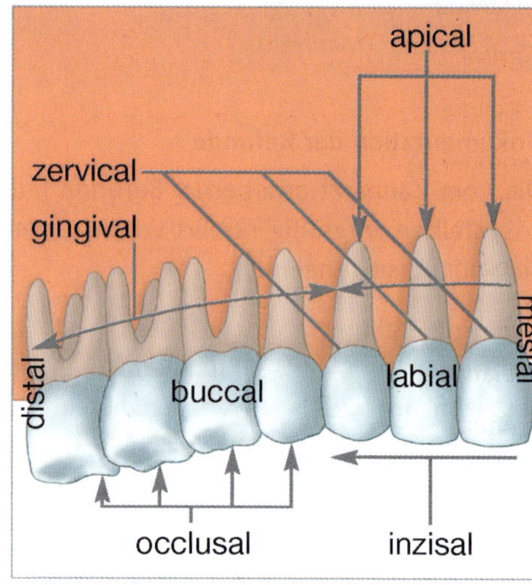

Bild 2: Lage 2

Häufige Verwendung finden auch die Begriffe oral (zur Mundhöhle hin) und vestibulär (zum Mundvorhof hin).

Merke

oral = palatinal + lingual

vestibulär = buccal + labial

(Bild 3)

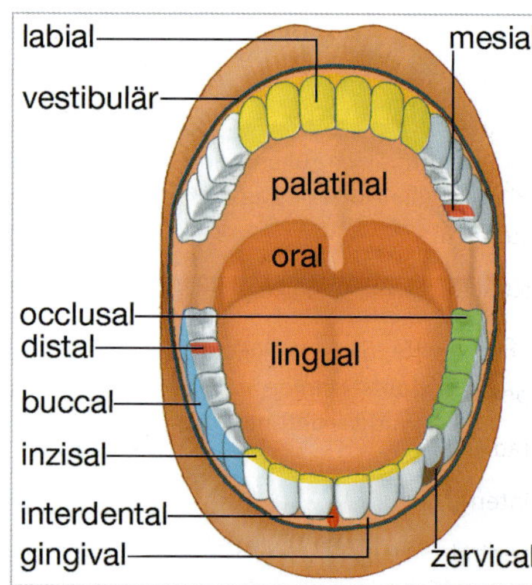

Bild 3: Lage 3

Viele der hier aufgezählten Lage- und Richtungsbezeichnungen sind hauptsächlich in der zahnärztlichen Praxis gebräuchlich. Gleichzeitig benutzt der Zahnarzt aber auch Begriffe zur genaueren Orts- bzw. Richtungsbeschreibung, die in gleicher Weise in der Allgemeinmedizin Verwendung finden. Der Zahnarzt kann zudem Bezeichnungen verwenden, die sich auf den gesamten Körper beziehen (Bild 4). So sagt man in der Fachsprache **cranial** (zum Kopf hin) für oben bzw. oberhalb oder **caudal** (nach unten hin) für unten bzw. unterhalb. Die Begriffe vorn und hinten leiten sich ebenfalls von Körperbezeichnungen ab. **Ventral** (zum Bauch hin) heißt nach vorne, **dorsal** (zum Rücken hin) bedeutet nach hinten. Die Mittelebene des Körpers wird als **Medianebene** bezeichnet. Will man etwas beschreiben, was von vorne nach hinten verläuft, dann nennt man dies **sagittal** (von vorne nach hinten verlaufend). Alles, was seitlich liegt, wird als **lateral** (seitlich) beschrieben. Die quer durch den Körper verlaufende Ebene ist die **Transversalebene**.

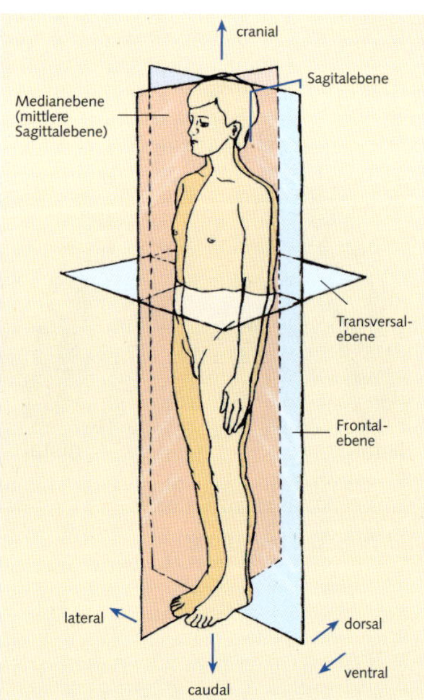

Bild: 4: Lage- und Richtungsbezeichnungen am Körper

In der folgenden Tabelle kann man sich einen Überblick über die am häufigsten in der Zahnmedizin verwendeten Begriffe zur Lage- und Richtungsbeschreibung verschaffen.

Wichtige Lage- und Richtungsbezeichnungen

DIGITAL+

Fachbegriffe der Lagebezeichnungen	deutsche Übersetzung
mesial	zur Mitte hin
distal	von der Mitte weg
inzisal	an der Schneidekante
occlusal	auf der Kaufläche
koronal	an der Zahnkrone
buccal	zur Wange hin
labial	zur Lippe hin
vestibulär	zum Mundvorhof hin
palatinal	zum Gaumen hin
lingual	zur Zunge hin
sublingual	unter der Zunge
oral	zur Mundhöhle hin
intraoral	innerhalb der Mundhöhle
extraoral	außerhalb der Mundhöhle
interdental	zwischen den Zähnen
approximal	zum Nachbarzahn hin
zervikal	am Zahnhals
gingival	am Zahnfleisch
supragingival	oberhalb des Zahnfleisches
subgingival	unter dem Zahnfleisch
apical	an der Wurzelspitze
periapical	um die Wurzelspitze herum
radiculär	an der Zahnwurzel
interradicuär	zwischen den Zahnwurzeln
zentral	in der Mitte
sagittal	von vorn nach hinten verlaufend
transversal	querverlaufend
lateral	seitlich
vertikal	senkrecht
horizontal	waagrecht

Merke

Einige Lage- und Richtungsbezeichnungen lassen sich ergänzen mit den Vorsilben:

sub- = unterhalb
supra- = oberhalb
inter- = dazwischen
peri- = rundherum
intra- = innerhalb
extra- = außerhalb

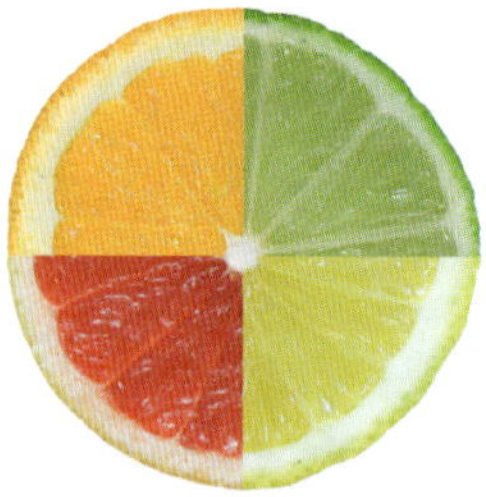

Bild 1: Quadranten

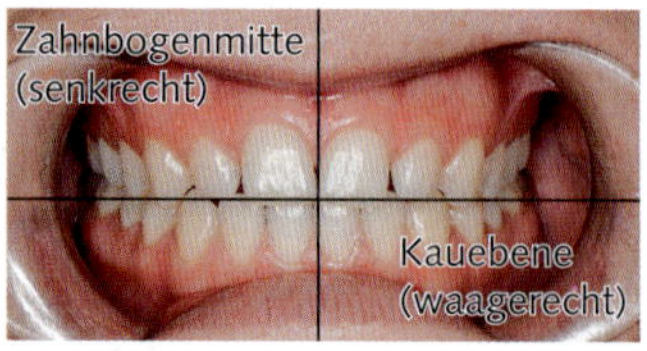

Bild 2: Zahnkreuz

Schemata
Mehrzahl von Schema (Modell, Konzept)

Quadrant
Viertel

Zahnschemata

Um sich in der zahnmedizinischen Praxis schnell und präzise verständigen zu können, sind im Laufe der Jahre unterschiedliche Zahnbezeichnungssysteme, sogenannte Zahnschemata, entwickelt worden.

Die Systeme gehen alle von der Einteilung des Gebisses in Quadranten (Viertel) aus (Bild 1).

Demnach entspricht ein Quadrant jeweils eine Kieferhälfte.

Merke

Die Quadranten lassen sich in Form eines Zahnkreuzes darstellen, bei dem die senkrechte Linie in der Mitte für die Zahnbogenmitte steht. Die waagerechte Linie beschreibt die Kauebene (Bild 2).

FDI-System

Das FDI-System ist ein weltweit eingeführtes, sehr gebräuchliches System. Jeder Zahn wird durch zwei Ziffern bezeichnet. Die erste Ziffer bezeichnet den Quadranten, die 2. Zahl steht für den Zahn selbst.

Merke

Das FDI-System heißt so, weil es von der Internationalen Zahnärzteorganisation (FDI = Fédération Dentaire Internationale) entwickelt wurde.

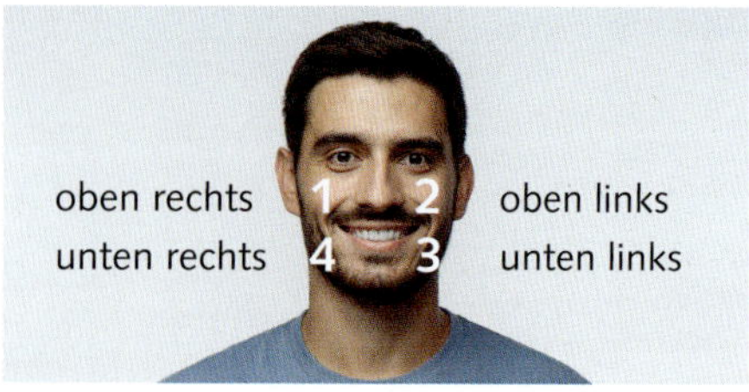

Bild 3: Quadrantennummerierung bleibendes Gebiss

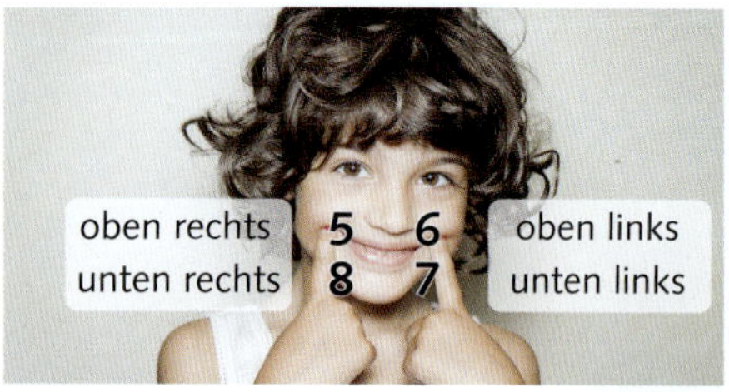

Bild 4: Quadrantennummerierung im Milchgebiss

Um zu erkennen, **wo** der Zahn steht, werden die Quadranten dem Uhrzeigersinn nach durchnummeriert.

Im **bleibenden Gebiss**

1 = oben rechts

2 = oben links

3 = unten links

4 = unten rechts

Im **Milchgebiss** (fortlaufend):

5 = oben rechts

6 = oben links

7 = unten links

8 = unten rechts

Merke

Die Quadranten werden dem Uhrzeigersinn entsprechend durchnummeriert:

- im bleibenden Gebiss von 1–4
- im Milchgebiss von 5–8

Praxistipp

Entscheidend für das Verständnis ist, dass die rechte und linke Seite dabei so beschriftet werden, wie sie sich für den Patienten aus seiner Sicht darstellen. Zähne, die auf der rechten Seite des Patienten sind, werden im Zahnschema auf der linken Seite eingetragen, Zähne, die links sind, auf der rechten Seite. Dieser „Umdenkungsprozess" bedarf einer kurzen Gewöhnung.

Um zu wissen, um welchen Zahn es sich handelt, werden im bleibenden Gebiss die Zähne von 1 bis 8 durchnummeriert, im Milchgebiss wird von 1 bis 5 durchgezählt (Bild 1)

Merke

Die erste Zahl im FDI-System gibt an, wo der Zahn steht. Die zweite Zahl zeigt, um welchen Zahn es sich handelt. Es ist demnach ein zweizifferiges System, bei dem die Ziffern einzeln gelesen werden. Beispiel: Zahn 64 = Zahn sechs vier.

Quadrant → 6, Nr. des Zahnes → 4 (bei 64)

55 54 53 52 51	61 62 63 64 65
85 84 83 82 81	71 72 73 74 75

Bild 1: Milchgebiss

18 17 16 15 14 13 12 11	21 22 23 24 25 26 27 28
48 47 46 45 44 43 42 41	31 32 33 34 35 36 37 38

Bild 2: Bleibendes Gebiss

Winkelhakensystem

Beim Winkelhakensystem wird jedem der Zähne der Winkel zugeordnet, der seinem Quadranten entspricht:

┘ : Oberkiefer rechts   └ : Oberkiefer links

┐ : Unterkiefer rechts   ┌ : Unterkiefer links

Die bleibenden Zähne werden mit arabischen Ziffern von 1 bis 8 beschrieben, die Milchzähne zur Unterscheidung mit römischen Ziffern von I bis V. Um einen Zahn exakt zu bezeichnen, reicht hier das Winkelzeichen mit der Nummer des Zahnes.

V┘ IV┘ III┘ II┘ I┘	└I └II └III └IV └V
V┐ IV┐ III┐ II┐ I┐	┌I ┌II ┌III ┌IV ┌V

Bild 3: Winkelhakensystem Milchgebiss

8┘ 7┘ 6┘ 5┘ 4┘ 3┘ 2┘ 1┘	└1 └2 └3 └4 └5 └6 └7 └8
8┐ 7┐ 6┐ 5┐ 4┐ 3┐ 2┐ 1┐	┌1 ┌2 ┌3 ┌4 ┌5 ┌6 ┌7 ┌8

Bild 4: Winkelhakensystem bleibendes Gebiss

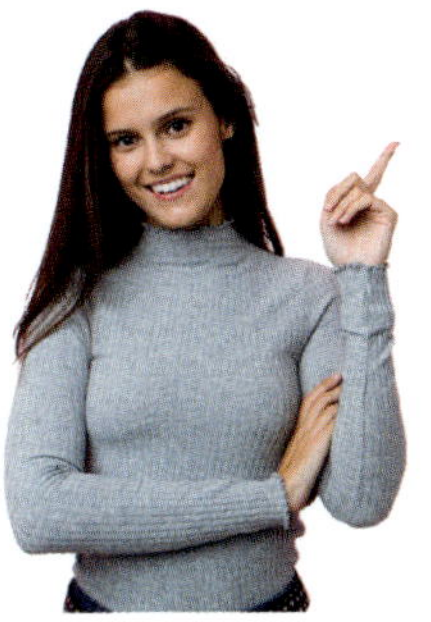

Bild 1: Die Zahnschemata sind nicht so kompliziert wie sie scheinen!

Haderup-System

Auch beim Haderup-System werden die Zähne durchnummeriert. Allerdings werden Zähne im Oberkiefer mit einem Plus-Zeichen kenntlich gemacht, Zähne des Unterkiefers mit einem Minus-Zeichen. Je nachdem, ob das Plus- bzw. Minus-Zeichen vor oder hinter dem Zahn steht, ist der betreffende Zahn entweder rechts oder links (Bild 5). Zur Unterscheidung wird den Milchzähnen eine Null vorangestellt (Bild 6).

+	
05+ 04+ 03+ 02+ 01+	+01 +02 +03 +04 +05
05– 04– 03– 02– 01–	–01 –02 –03 –04 –05
–	

Bild 5: Haderup-System Milchgebiss

+	
8+ 7+ 6+ 5+ 4+ 3+ 2+ 1+	+1 +2 +3 +4 +5 +6 +7 +8
8– 7– 6– 5– 4– 3– 2– 1–	–1 –2 –3 –4 –5 –6 –7 –8
–	

Bild 6: Haderup-System bleibendes Gebiss

In der folgenden Tabelle kann man die unterschiedlichen Zahnbezeichnungssysteme vergleichen:

Zahn	FDI-System	Winkelhaken-System	Haderup-System
Erster Prämolar oben links	24	⌊4	+4
Mittlerer Schneidezahn unten rechts	41	1⌉	1–
Zweiter Molar oben rechts	17	7⌋	7+
Milcheckzahn oben links	63	⌊III	+03
Erster Molar unten rechts	46	6⌉	6–
Zweiter Milchmolar unten links	75	⌈V	–05
Seitlicher Schneidezahn oben rechts	11	1⌋	1+

Tabelle 1: Beispiele für Zahnbezeichnungen

▶ siehe auch Lernfeld 4

Radix
Wurzel

Tuberculum/Tubercula
Höckerchen

Fissur
Furche

Enamelum bzw. Substantia adamantina
Zahnschmelz

Dentin
Zahnbein

Cementum
Zahnzement

Foramen apicale
Öffnung zur Zahnspitze hin, Verbindung zwischen Wurzelgewebe und Knochen

Apex
Wurzelspitze

Aufbau eines Zahnes

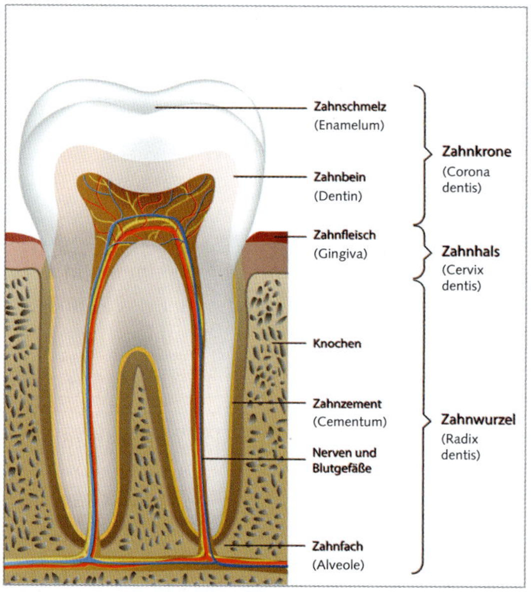

Bild 1: Aufbau eines Seitenzahn im Längsschnitt.

Ein Zahn besteht aus dem in der Mundhöhle sichtbaren Teil, der **Krone** (Corona dentis) und der **Wurzel** (Radix dentis), mit der er im Knochen befestigt ist (wie ein Baum, der sich im Boden verwurzelt). Der Übergang zwischen Krone und Wurzel wird als **Zahnhals** (Cervix dentis) bezeichnet.

Während die Krone bei Frontzähnen in eine **Schneidekante** (Inzisalkante) ausläuft, bildet sie bei Seitenzähne eine **Kaufläche** (Okklusalfläche), die aus mehreren Höckerchen (Tuberculum, Plural: Tubercula) und Furchen (Fissuren) besteht (Bild 1).

Die Zahnkrone ist außen vom **Zahnschmelz** (Enamelum) bedeckt, der die härteste Substanz des menschlichen Körpers ist. Schmelz besteht aus kristallinem, leblosem Hydroxylapatit (eine Kalzium-Phosphat-Verbindung) ohne Nervenfasern, deswegen ist er schmerzunempfindlich. Das darunter gelegene **Zahnbein** (Dentin) ist von feinen Dentinkanälchen durchzogen, in denen sich Nervenfasern und Fortsätze der **Dentin-bildenden Zellen** (Odontoblasten) befinden.

Wegen dieser Nervenfasern ist Dentin sehr schmerzempfindlich, was bei einer Zahnbohrung auch deutlich wird. Die Zahnwurzel besteht hauptsächlich aus Dentin.

Die Wurzeloberfläche ist mit **Zahnzement** (Cementum) bedeckt, einer knochenähnlichen Substanz.

Merke

Das Zahnzement ist wichtig für die Befestigung des Zahnes im Knochen.

Im Inneren des Zahnes befindet sich Weichgewebe, das **Zahnmark** (Pulpa). Es besteht aus Bindegewebe, Blutgefäßen und Nervenfasern. Es ist über ein **Loch** (Foramen apicale) in der **Wurzelspitze** (Apex) mit dem Knochengewebe verbunden.

Praxisinfo
Eine Schädigung des Zahnmarkes durch Karies oder durch eine Zahnfraktur (Fraktur: Bruch) bei einem Unfall führt häufig zum Absterben des Weichgewebes. Als Folge des Gewebetodes können sich Knocheneiterungen entwickeln und der Zahn kann absterben, was eine Verfärbung zur Folge hat.

Dentes decidui	Milchzähne
Dentes permanentes	bleibende Zähne
Inzisivus/-i	Schneidezahn/-zähne
Caninus/-i	Eckzahn/-zähne
Prämolaren	Vormahlzähne
Molaren	Mahlzähne

Tabelle 1: Wichtige Begriffe des Gebisses

Merke
Frontzähne = Schneidezähne + Eckzähne bzw. Incisivi + Canini
Seitenzähne = Vormahlzähne + Mahlzähne bzw. Prämolaren und Molaren

Zahnmerkmale

Ihren Aufgaben entsprechend haben Zähne verschiedene Formen. Schneidezähne und Eckzähne haben Schneidekanten zum Abbeißen, Prämolaren und Molaren haben Kauflächen zum Zermahlen der Nahrung.

Bestimmte Merkmale der Zahnform finden sich bei den meisten Zähnen wieder. Anhand dieser Merkmale kann man auch bei entfernten (extrahierten) Zähnen die Seitenzugehörigkeit bestimmen:

- Das **Wurzelmerkmal** sieht man an allen Zähnen: Die Wurzelspitze eines Zahnes ist im Vergleich zur Zahnachse ein wenig nach distal gebogen (Bild 1a).
- Das **Winkelmerkmal** zeigt sich besonders deutlich an den Schneidezähnen: Der Winkel zwischen der Schneidekante und den seitlichen Zahnflächen ist mesial kleiner als distal (Bild 1 a).
- Das **Krümmungsmerkmal** betrifft die vestibuläre Fläche der Zähne. Diese ist im mesialen Bereich stärker gekrümmt. In vestibulär-oraler Richtung liegt der größte Durchmesser eines Zahnes etwas nach mesial verschoben (Bild 1b).
- Von **Kronenflucht** spricht man nur im Unterkieferseitenzahnbereich: Die Achse der Zahnkrone ist gegenüber der Zahnwurzelachse nach lingual geneigt (Bild 1c).
- Das **Höckermerkmal** zeigt sich darin, dass die mesial gelegenen Höcker der Molaren stärker ausgebildet sind als die distal gelegenen Höcker (Bild 1d).

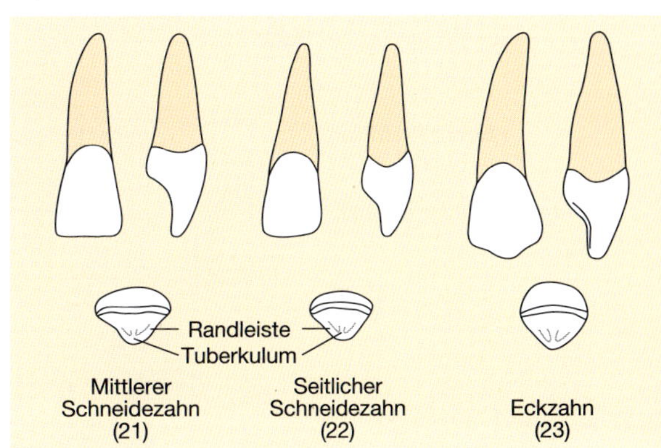

Bild 1: Zahnmerkmale. a) Wurzelmerkmal und Winkelmerkmal, b) Krümmungsmerkmal, c) Kronenflucht, d) Höckermerkmal

Die **oberen Schneidezähne** müssen die Nahrung, die aufgenommen wird, zerteilen. Sie sind schaufelförmig und haben eine horizontale Schneidekante (Inzisalkante).

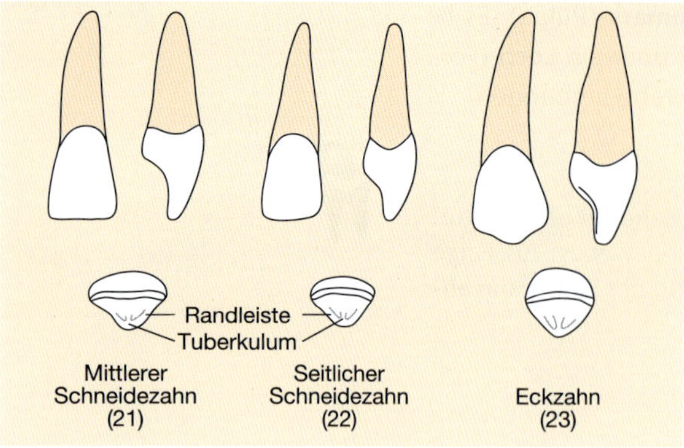

Bild 1: Obere Frontzähne

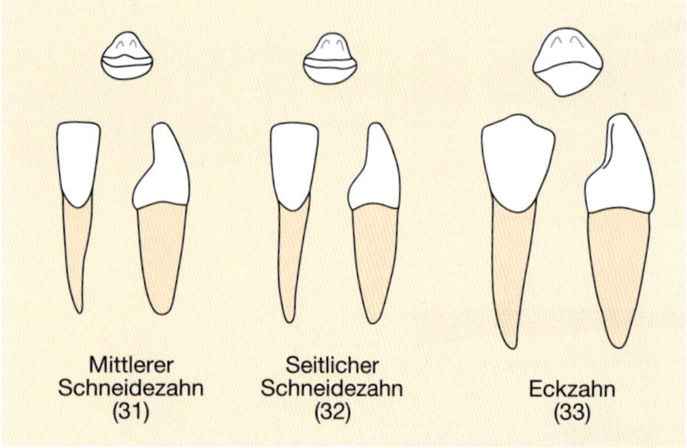

Bild 2: Untere Frontzähne

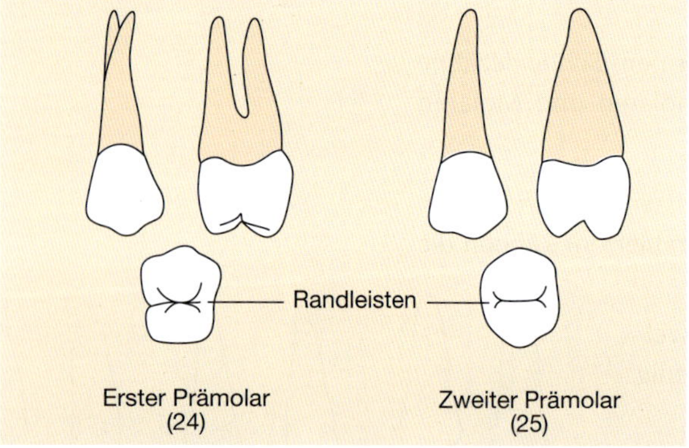

Bild 3: Obere Prämolaren

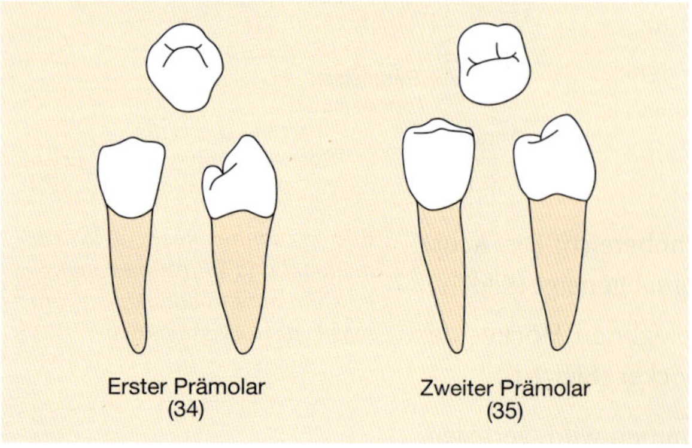

Bild 4: Untere Prämolaren

Das Winkelmerkmal ist deutlich ausgeprägt. Die palatinale Fläche ist ausgekehlt (konkav). Die palatinal gelegenen seitlichen Randleisten laufen zum Zahnfleisch hin zusammen und bilden ein Höckerchen (Tuberculum). Am tiefsten Punkt zwischen der Auskehlung und dem Höckerchen befindet sich häufig eine punktförmige tiefe Fissur, ein „blindes Loch" (Foramen caecum) an der häufig Karies auftritt. Die Wurzeln haben einen fast kreisrunden Querschnitt. Der seitliche Schneidezahn ist in der Form dem mittleren sehr ähnlich, aber deutlich kleiner (Bild 1).

Die **oberen Eckzähne** sind die ausgeprägten Zähne im Frontzahnbereich. Von der Höckerspitze aus, die dem bukkalen Höcker des ersten Prämolaren ähnelt, fällt die Schneidekante nach distal stärker ab als nach mesial. Die Labialfläche ist deutlich gewölbt und das Krümmungsmerkmal ist gut ausgebildet. Auf der palatinalen Seite sind deutliche Randleisten zu sehen, die in einem Höckerchen auslaufen (Bild 1). Die Wurzeln sind im Querschnitt rundlich oval.

Die **unteren Schneidezähne** haben sehr schmale Zahnkronen. Der Wurzelquerschnitt ist länglich oval (Bild 2).

Die **unteren Eckzähne** sind zierlicher als die oberen. Auf der palatinalen Seite sind deutliche Randleisten zu sehen, die in einem Höckerchen auslaufen. Die Wurzeln sind im Querschnitt rundlich oval.

Die **Prämolaren** sind kleine Backenzähne, die auch als zweihöckerige Zähne bezeichnet werden: Sie besitzen je einen Höcker auf der Wangen- (bukkalen) und auf der Zungen- (lingualen) Seite. Die Höcker sind durch eine von mesial nach distal verlaufende Furche getrennt, die sich an den Enden aufgliedert, sodass Randleisten entstehen.

Die **oberen Prämolaren** haben zwei etwa gleich große Höcker. Der erste obere Prämolar besitzt zumeist zwei feine Wurzeln, von denen eine wangenwärts (bukkal) und eine gaumenwärts (palatinal) gelegen ist. Der zweite obere Prämolar besitzt nur eine Wurzel. Bei manchen Menschen hat auch der obere erste Prämolar nur eine Wurzel. In dieser einen Wurzel befinden sich aber meist zwei Wurzelkanäle (s. Bild 3).

Die **unteren Prämolaren** ähneln denen des Oberkiefers. Sie haben zwei Höcker, wobei der linguale Höcker deutlich niedriger ist als der bukkale. Ursache ist die Kronenflucht.

Der zweite Prämolar hat häufig die Andeutung eines dritten Höckers auf der lingualen Seite. Dadurch entsteht eine kleine zusätzliche Querfissur. Alle unteren Prämolaren besitzen nur eine Wurzel (Bild 4).

Die **Molaren** haben die Aufgabe, die Nahrung zu zermahlen. Die oberen Molaren haben eine große, fast quadratische Kaufläche und vier Höcker. Die Höcker werden durch

Fissuren voneinander getrennt, die in der Aufsicht ein schräg liegendes H darstellen. Zwischen dem mesio-palatinalen Höcker und dem distobukkalen Höcker ist eine Leiste ausgebildet, die Crista transversa (Querleiste, Bild 1).

Während die bukkalen Höcker fast gleich groß sind, ist der mesiale Höcker auf der gaumengerichteten Seite deutlich größer als der distale Höcker. Auf der palatinalen Fläche des mesialen Höckers befindet sich ein kleines zusätzliches Höckerchen, das Tuberculum Carabelli. Die hinteren Molaren sind kleiner als der erste Molar.

Die drei oberen Molaren sind mit drei Wurzeln im Knochen verankert: Zwei Wurzeln liegen bukkal, eine palatinal.

Die Wurzelteilungsstelle heißt **Trifurkation** (Teilung in drei Wurzeln). Die mesialbukkal gelegene Wurzel besitzt beim ersten und oft auch beim zweiten Molaren zwei Wurzelkanäle, sodass hier insgesamt vier Wurzelkanäle zu behandeln sind. Bei den letzten Molaren, den Weisheitszähnen, haben die drei Wurzeln jeweils einen Wurzelkanal. Sie sind bei manchen Patienten zu einer Pfahlwurzel verwachsen (Bild 1).

Die **unteren Molaren** haben eine deutlich rechteckige Kaufläche. Der erste Molar besitzt fünf Höcker, bukkal zwei große und ein kleiner sowie lingual zwei gleich große. Die vier Höcker der beiden hinteren Molaren sind alle etwa gleich groß. Dadurch haben diese Zähne auch annähernd kreuzförmige Fissuren. Die unteren Molaren besitzen zwei Wurzeln, eine mesial und eine distal. Die Wurzelteilungsstelle wird Bifurkation (Teilung in zwei Wurzeln) genannt (Bild 2). Die mesiale Wurzel weist zwei einzelne Wurzelkanäle auf, während die distale Wurzel meist einen großen ovalen Wurzelkanal besitzt, manchmal aber auch zwei kleine Wurzelkanäle.

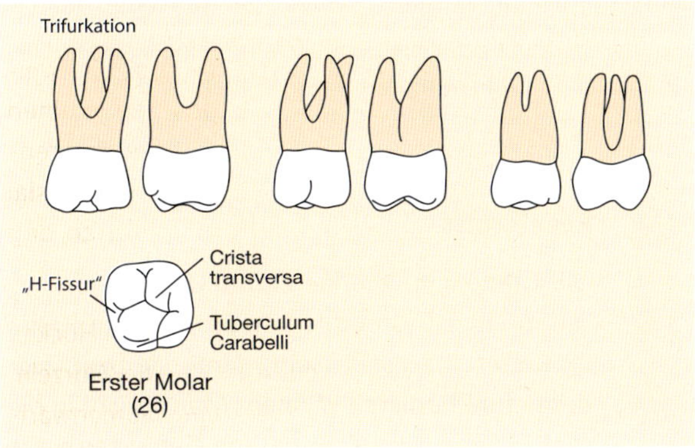

Bild 1: Obere Molaren

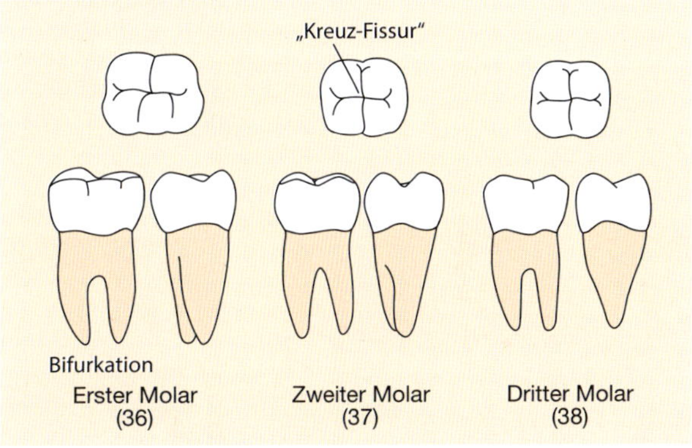

Bild 2: Untere Molaren

Anzahl der Wurzeln und Wurzelkanäle

Auch für die Zahnmedizinische Fachangestellte ist es von großer Bedeutung, über die Anzahl der Zahnwurzeln der einzelnen Zähne sowie der Anzahl der Wurzelkanäle informiert zu sein (Seite 50, Bild 1).

Praxisinfo

Das Wissen um die Anzahl der Zahnwurzeln und Wurzelkanäle hilft sowohl bei der Herstellung von Röntgenaufnahmen, wie auch beim richtigen Bereitlegen von Extraktionszangen und bei der Abrechnung von chirurgischen Maßnahmen und endodontischen Behandlungen. Es gilt aber zu beachten, dass es bei manchen Patienten auch Ausnahmen von diesen Regeln geben kann und dann häufig die tatsächlich vorhandene Anzahl maßgeblich ist.

Anzahl der Wurzelkanäle (in der Regel)	3	3	3	1	2	1	1	1	1	1	1	2	1	3	3	3
Anzahl der Wurzeln (in der Regel)	3	3	3	1	2	1	1	1	1	1	1	2	1	3	3	3

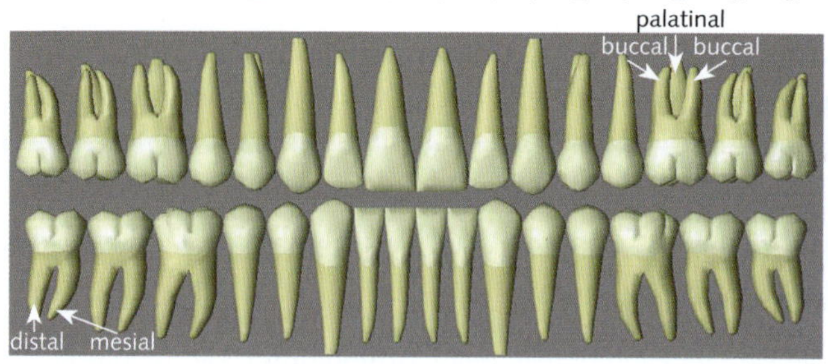

Anzahl der Wurzeln (in der Regel)	2	2	2	1	1	1	1	1	1	1	1	1	1	2	2	2
Anzahl der Wurzelkanäle (in der Regel)	3	3	3	1	1	1	1	1	1	1	1	1	1	3	3	3

Bild 1: Anzahl der Wurzeln und Wurzelkanäle

Merke

In der Regel haben alle Molaren im Oberkiefer, egal ob Milchzähne oder bleibende Zähne, 3 Wurzeln („damit sie sich besser festhalten können und nicht herunterfallen"). Alle Molaren im Oberkiefer haben 3 Wurzelkanäle.

In der Regel haben alle Molaren im Unterkiefer, egal ob Milchzähne oder bleibende Zähne, 2 Wurzeln („wie 2 Beine, die auf der Erde stehen").

Achtung: Obwohl alle Molaren im Unterkiefer 2 Wurzeln haben, besitzen sie aber 3 Wurzelkanäle → 2 Wurzelkanäle sind in der mesialen Wurzel, ein Kanal ist distal.

Sonst haben alle Zähne, egal ob Milchzähne oder bleibende Zähne, eine Wurzel. Die einzige Ausnahme: der erste Prämolar im Oberkiefer hat zwei Wurzeln und 2 Wurzelkanäle.

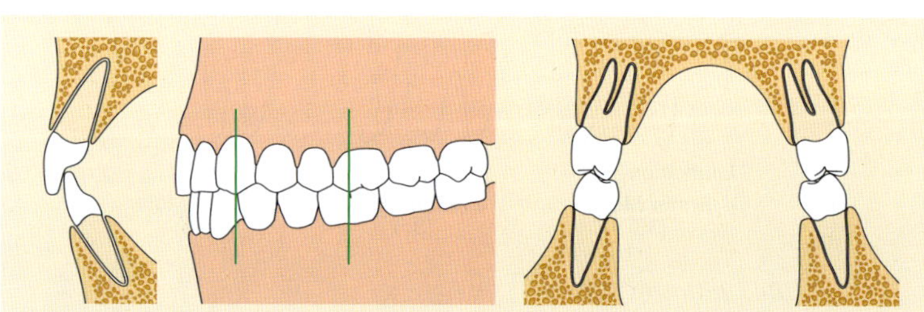

Bild 2: Regelrechte Verzahnung

Regelgebiss

Die **Zähne von Oberkiefer und Unterkiefer** müssen in einer bestimmten Anordnung und Form im Kiefer aufgestellt sein, damit sie beschwerdefrei funktionieren können. Man spricht in diesem Fall von einem eugnathen Gebiss (eugnath: regelgerecht verzahnt, Bild 2).

Die **typischen Merkmale** eines eugnathen Gebisses sind:

- Die Oberkieferzähne und Unterkieferzähne bilden jeweils eine ununterbrochene Zahnreihe.
- Der obere Zahnbogen ist größer als der untere.
- Die oberen Frontzähne überragen die unteren Zähne um 2 bis 3 mm. Dies nennt man Überbiss.
- Die oberen Schneidezähne stehen 2 bis 3 mm vor den unteren Schneidezähnen. Dadurch entsteht eine frontale Stufe (frontal: von vorn, vorn).
- Die Mitte der Oberkiefer- und Unterkieferzahnreihe stimmen überein.
- Ein Zahnhöcker beißt jeweils in eine Zahngrube bzw. einen Zahnzwischenraum hinein (Verzahnung).

- Der untere Eckzahn hat Kontakt mit dem oberen seitlichen Schneidezahn und dem Eckzahn.
- Die unteren mittleren Schneidezähne und die oberen Weisheitszähne haben jeweils nur einen Gegenzahn.

Bei dieser Zahnanordnung liegen die tragenden Höcker im Oberkiefer palatinal und im Unterkiefer bukkal.

Im Ruhezustand, d. h. wenn nicht gekaut und nicht geschluckt wird, haben die Zähne des Oberkiefers und des Unterkiefers einen Abstand von etwa 2 mm voneinander. Diesen Abstand bezeichnet man als **Ruheschwebelage**. Beim Kauen und Schlucken kommen die Zähne von Oberkiefer und Unterkiefer nur für eine kurze Zeit in Kontakt miteinander. Diese Position, bei der die meisten Zähne mit ihren Gegenspielern (Antagonisten) Kontakt haben, wird **habituelle Okklusion** (gewohnheitsmäßiger Zusammenbiss) genannt.

Bei Seitwärtsbewegungen bleiben im eugnathen Gebiss nur noch die Schneidezähne und Eckzähne im Okklusionskontakt. Die Backenzähne entfernen sich dabei voneinander. Man spricht in diesem Fall von einer **Front-Eckzahn-Führung**. Bei fehlender Front-Eckzahn-Führung neigen viele Patienten zum Zähneknirschen.

Gingiva
Zahnfleisch

Desmodont
Wurzelhaut

Parodontium

Der Halt eines Zahnes im Knochen wird durch das Parodontium (Zahnbett) gewährleistet (Bild 1). Die Zähne sind durch das **Parodontium** (Zahnbett) mit den umgebenden Geweben verbunden. Hierzu gehören:

- Gingiva (Zahnfleisch),
- Alveolarfortsatz (Zahnfortsatz) des Oberkiefer- bzw. Unterkieferknochens,
- Desmodont (Wurzelhaut).

Das Parodontium wird in LF 8 ausführlich beschrieben.

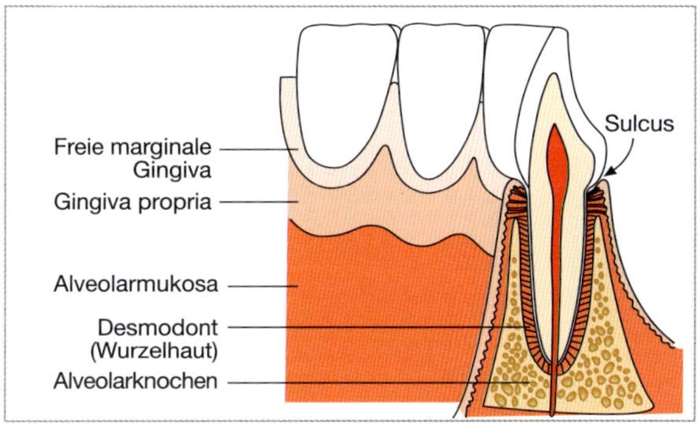

Bild 1: Paradontium

Fachbegriff	Bedeutung
Cervix dentis	Zahnhals
Corona dentis	Zahnkrone
Crista transversa	Querleiste
Dens, dentes	Zahn, Zähne
Dentes molares	Mahlzähne (Backenzähne)
Dentin	Zahnbein
Enamelum (substantia adamantina)	Zahnschmelz
eugnath	regelrecht verzahnt
Foramen caecum	Blindes Loch
marginal	randständig
Odontoblasten	Dentin-bildende Zellen
Okklusion	Zusammenbiss, Verschluss

Parodontium
Zahnbett oder Zahnhalteapparat

Fachbegriff	Bedeutung
Paradontium	Zahnbett
Radix dentis	Zahnwurzel
Sulcus	Furche
Trifurkation	Teilung in drei Wurzeln

Tab. 1: Wichtige anatomische Begriffe des Zahn- und Kieferbereichs und ihre Bedeutung (alphabetisch geordnet)

Aufgaben

1. Halten Sie einer Kollegin die Nase zu und lassen Sie sie die Luft in die Nase drücken, so wie beim Schnäuzen. Wie verhält sich dabei der weiche Gaumen?
2. Welche verschiedenen Geschmacksqualitäten schmeckt man auf der Zunge?
3. Nennen Sie die großen Speicheldrüsen (dt./lat.).
4. Welche Aufgaben hat der Speichel?
5. Die Verdauung der Kohlenhydrate beginnt in der Mundhöhle. Welches Enzym ist hierfür notwendig?
6. Die Tonsillen sind für die Bildung von Abwehrstoffen wichtig. Welche Tonsillen haben Sie in diesem Lernfeld kennengelernt?
7. Welche Unterschiede bestehen hinsichtlich der Art und der Anzahl der Zähne zwischen Milchgebiss und bleibendem Gebiss?
8. Tragen Sie die Anzahl der Wurzeln und Wurzelkanäle der verschiedenen Zähne in eine Liste ein!

2.3 Untersuchung und Befundung

Inspektion
Anschauen

Um eine gute Diagnose stellen zu können, müssen neben der Anamnese auch eine gründliche **Untersuchung** und **Erhebung der Befunde** erfolgen. Erst daraus kann ein Therapieplan für den Patienten erstellt und durchgeführt werden. Dabei ist mit „Untersuchung" nicht nur die Inspektion des Zahn- und Mundraumes gemeint. Wenn sich innerhalb der Anamnese Hinweise darauf ergeben, dass eine – vielleicht bisher unentdeckte – Herz-Kreislauf-Erkrankung oder anderweitig relevante Erkrankung vorliegen könnte, sollte auch der Zahnarzt die wichtigsten (eher allgemeinmedizinischen) Untersuchungstechniken beherrschen (und wichtige Befunde beim zuständigen Hausarzt abfragen), zu denen vor allem Blutdruck- und Pulsmessung gehören.

Nur so kann er einschätzen, ob der Patient bestimmte Behandlungen überhaupt mitmachen kann und darf bzw. um die allgemeinmedizinische Medikation des Patienten auf den geplanten zahnärztlichen Eingriff einzustellen.

Die Basis stellt schließlich die eigentliche zahnärztliche Untersuchung dar, die bei Bedarf um weitergehende Untersuchungsmethoden ergänzt werden muss.

2.3.1 Zahnärztliche Untersuchung

Patientenlagerung
Zur Vermeidung von Rücken- und Nackenschäden bei den Behandelnden ist es üblich, den liegenden Patienten im Sitzen zu behandeln.

Für die Behandlung im Oberkiefer wird der Behandlungsstuhl so weit nach hinten gefahren, dass die Füße des Patienten mit dem Kopf auf gleicher Höhe sind. Durch Unterlegen eines Schulterkissens oder Abknicken des Kopfteils kann man den Kopf so weit nach hinten beugen, dass die Kauebene des Oberkiefers schräg nach hinten geneigt ist und die Behandelnden einen guten Einblick in den Oberkieferbereich der Mundhöhle haben. Für die Behandlung im Unterkiefer sollte der Stuhl weniger weit nach hinten gefahren werden (Bild 1).

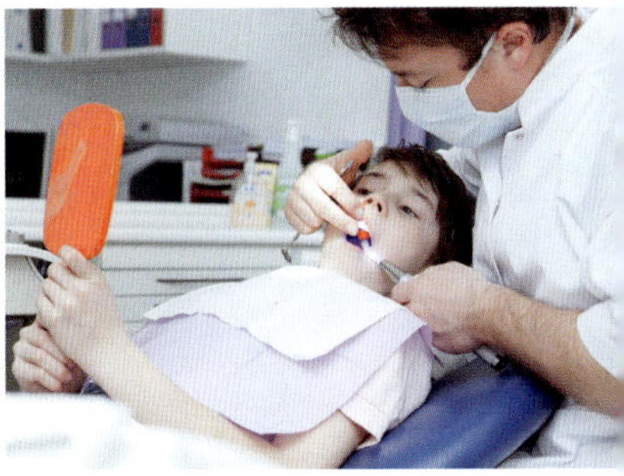

Bild 1: Ergonomisches Arbeiten und ergonomische Lagerung des Patienten

Merke

Die richtige Patientenlagerung ist die Voraussetzung für ein sicheres und entspanntes Arbeiten.

Manche Patienten, z. B. Herzkranke, Patienten mit Rückenleiden und Schwangere, dürfen nicht so weit nach hinten gelegt werden. Darauf sollte die Zahnmedizinische Fachangestellte in Absprache mit dem Patienten in angemessener Form Rücksicht.

Arbeitshaltung der Behandelnden

Eine entspannte, aufrechte Arbeitshaltung bei gerader Wirbelsäule hilft, Haltungsschäden zu vermeiden. Bei der Behandlung sitzen sich Zahnmedizinische Fachangestellte und Zahnarzt gegenüber. Die Behandelnden ziehen ihre Arbeitselemente und den von beiden benutzten Schwebetisch nahe an sich heran, um kurze Greifwege zu haben. Die Arbeitsstühle werden in der Höhe so eingestellt, dass die Füße sicher auf dem Boden stehen.

ergonomisch
hier: der Physiologie des Menschen angepasste Arbeitsbedingungen; Bewegungen und Haltungen im Arbeitsalltag, die der Anatomie unseres Bewegungsapparats entsprechen und somit Fehlhaltungen vorbeugen.

Halte- und Absaugtechnik

Bei der Benutzung von spraygekühlten, hochtourig rotierenden (drehenden) Instrumenten für die Bearbeitung der Zahnsubstanzen entwickeln sich keimbeladene Aerosole (Luft-Flüssigkeits-Gemische), die infektiös (ansteckend) sein können und das zahnärztliche Team gefährden. Die Unfallverhütungsvorschrift BGV C8 verlangt in diesem Fall technische Maßnahmen, um das Infektionsrisiko zu verringern. Dies geschieht mit einer wirksamen Halte- und Absaugtechnik. Die Halte- und Absaugtechnik wird aus folgenden Gründen eingesetzt:

- Infektionsschutz für das Team
- Verbesserung der Sicht für den Zahnarzt
- Freihalten des Arbeitsfeldes für den Zahnarzt

Schutz des Patienten vor Verletzungen

Für die Halte- und Absaugtechnik benötigt die Zahnmedizinische Fachangestellte einen Mundspiegel oder Abhalter sowie eine Absaugkanüle.

Während der Mundspiegel bzw. Abhalter bei allen Arbeiten zum Abhalten von Zunge, Wange oder Lippe verwendet werden kann, ist die Wahl der Absaugkanüle abhängig von der durchgeführten Behandlung. Für Arbeiten mit hochtourigen Schleifern und Spraykühlung wird eine große Absaugkanüle verwendet. Die kleine Absaugkanüle wird bei chirurgischen Eingriffen benötigt, um das Operationsfeld sauberzuhalten. Sie sollte zum Abhalten von Zunge oder Wange hinter der Saugöffnung zusätzlich eine Platte in der Größe eines Mundspiegels haben und wird so gleichzeitig zum Absaugen und Abhalten genutzt. Für die Arbeit in verschiedenen Kieferabschnitten werden jeweils verschiedene Haltungen eingenommen, die in den Bildern 1 bis 6 dargestellt sind.

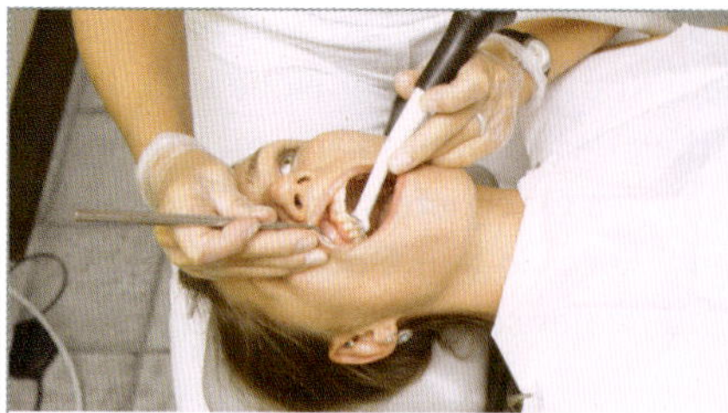

Bild 1: Absaugen im Oberkiefer rechts

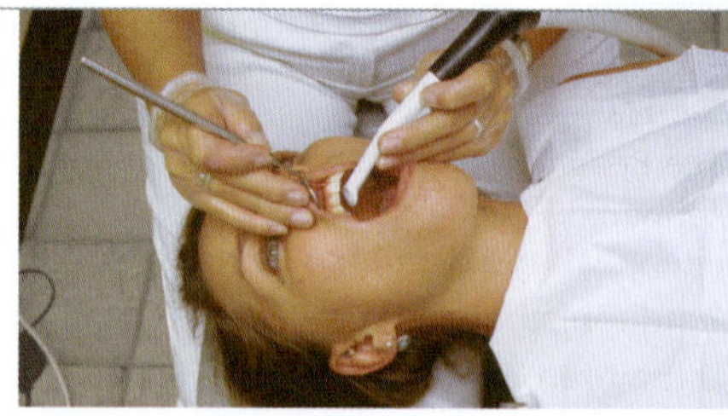

Bild 2: Absaugen im Oberkiefer Frontzahnbereich

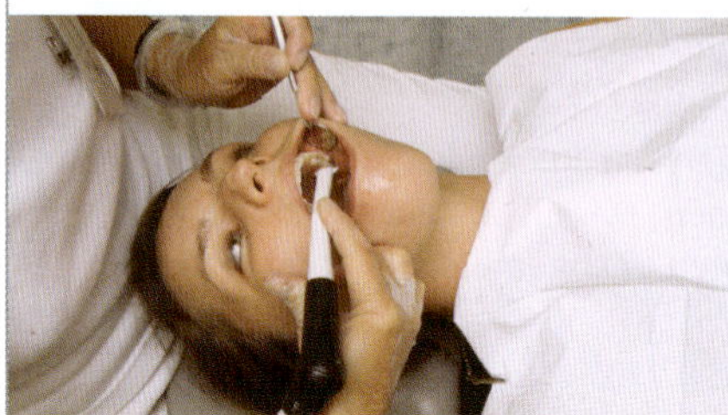

Bild 3: Absaugen im Oberkiefer links

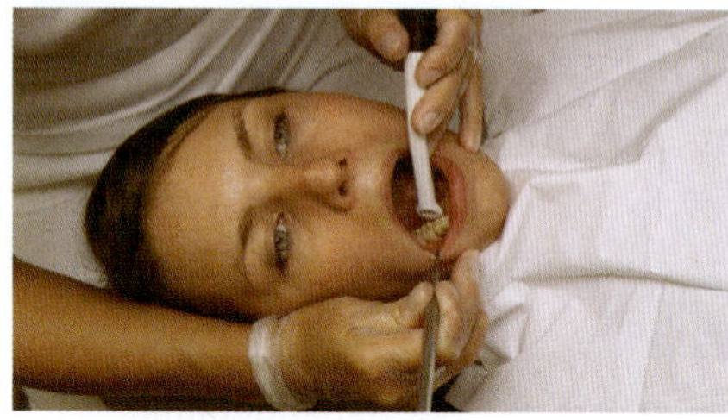

Bild 4: Absaugen im Unterkiefer rechts

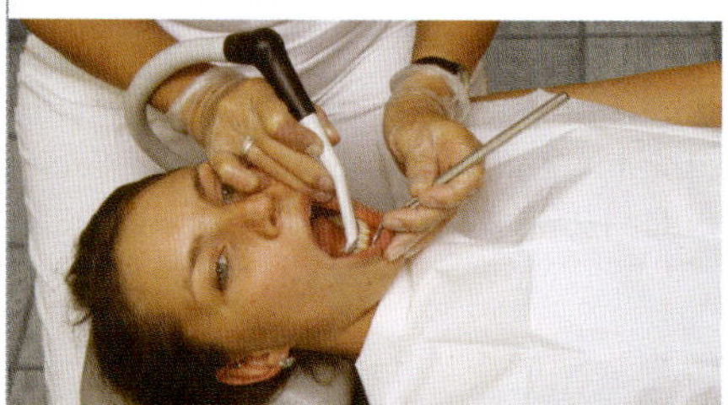

Bild 5: Absaugen im Unterkiefer Frontzahnbereich

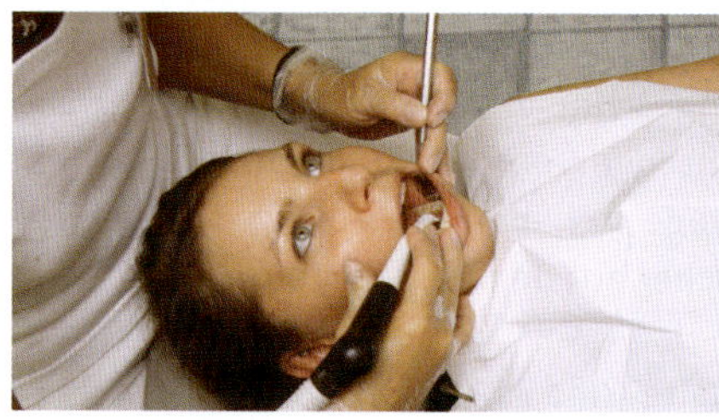

Bild 6: Absaugen im Unterkiefer links

Bild 1: Halte- und Absaugtechnik

Der Abstand der Saugkanüle vom Schleifinstrument sollte einerseits gering sein, um den gesamten Spraynebel einzufangen. Andererseits darf er nicht zu kurz sein, da sonst die Gefahr besteht, dass das Kühlspray vom Zahn weggesaugt und der Zahn überhitzt wird. Allgemein wird ein 1-cm-Abstand der Saugkanüle vom Schleifer als optimal angesehen.

Praxisinfo

Gefahren beim Absaugen

Bei jeder Arbeit im Mund ist darauf zu achten, dass die Hände gut abgestützt sind, um Verletzungen durch Abrutschen zu vermeiden! Die Instrumente sollten nicht auf der Schleimhaut abgestützt werden, da es den Patienten schmerzt und die Schleimhaut verletzt werden kann. Der Abstand der Saugkanüle zum Schleifgerät sollte 1 cm nicht unterschreiten, damit eine ausreichende Kühlung des Zahnes gewährleistet bleibt.

Im Bereich des Rachens sollte immer ein geringer Flüssigkeitsspiegel stehen bleiben. Dadurch wird die Gefahr einer Aspiration (Ansaugen in die Lunge) von Schleifresten, Füllungsüberschüssen usw. vermindert. Um die Auslösung eines Brechreizes zu vermeiden, sollte die Absaugkanüle einen ausreichenden Abstand vom weichen Gaumen und dem Zäpfchen haben. Beim Arbeiten im Mund-Rachen-Bereich können kleine Tröpfchen hochspritzen oder es können sich Aerosole bilden und verteilen. Deswegen ist hier ein besonderer Schutz und umsichtiges Arbeiten zur Vermeidung der Selbstansteckung wichtig.

Merke

Die Halte- und Absaugtechnik ist eine wichtige Voraussetzung für eine hochwertige Behandlung. Sie ist ein Infektionsschutz für das Team, unterstützt die Arbeit des Zahnarztes und schützt die Patienten vor Verletzungen.

Zahnärztliche Untersuchung

Bei der zahnärztlichen Untersuchung betrachtet der Zahnarzt das Gebiss auf Schäden der Zahnhartsubstanz, wie **Karies** (Zahnfäule), **Erosionen** (Zahndefekte durch Säureeinwirkung) und **Abrasionen** (Abnutzungen) sowie auf Erkrankungen des Zahnfleisches, wie **Gingivitis** (Zahnfleischentzündung) und **Parodontitis** (Zahnbettentzündung). Daneben achtet er auch auf Funktionsstörungen des Gebisses, Fehlstellungen und Zeichen bösartiger Veränderungen der Mundschleimhaut.

Erosion
Zahndefekte durch Säureeinwirkung

Abrasion
Abnutzung

Gingivitis
Zahnfleischentzündung

Parodontitis
Zahnbettentzündung

Untersuchungsmethoden

Wie in der allgemeinen Medizin kommen auch bei der zahnärztlichen Untersuchung zunächst einfache Untersuchungsmethoden zur Anwendung:

- Inspektion (Anschauen)
- Palpation (Betasten)
- Perkussion (Beklopfen)

Bei der **Inspektion** schaut sich der Zahnarzt die Mundhöhle an und benutzt dabei das Untersuchungsbesteck, das aus Mundspiegel, Sonde und Collegepinzette besteht (Bild 1). Den Mundspiegel benötigt er, um auch versteckte Seiten der Zähne und des Zahnfleisches anschauen zu können.

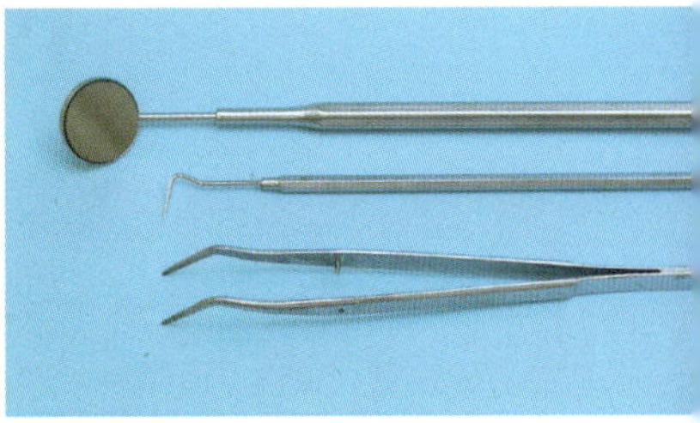

Bild 1: Untersuchungsbesteck

Mithilfe der OP-Leuchte oder einer Kaltlichtquelle können Frontzähne auch durchleuchtet und auf Karies untersucht werden: Kariöse Bereiche stellen sich dunkel dar.

Die **Palpation** wird sowohl mit als auch ohne Instrumente durchgeführt: Mit der Sonde werden zweifelhafte Fissuren und kariöse Defekte untersucht. Dabei geht der Zahnarzt sehr vorsichtig vor, um kleine Defekte nicht zu vergrößern. Die Häkchensonde (Bild 2) wird für die Beurteilung von Füllungs- und Kronenrändern benötigt.

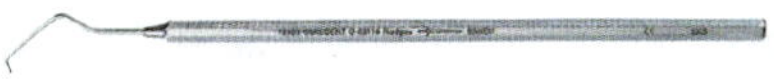

Bild 2: Häkchensonde

Spezielle Parodontalsonden mit Millimetereinteilung eignen sich für die Ausmessung von Zahnfleischtaschen zur Beurteilung einer Zahnbetterkrankung (Parodontitis) (Bild 3b).

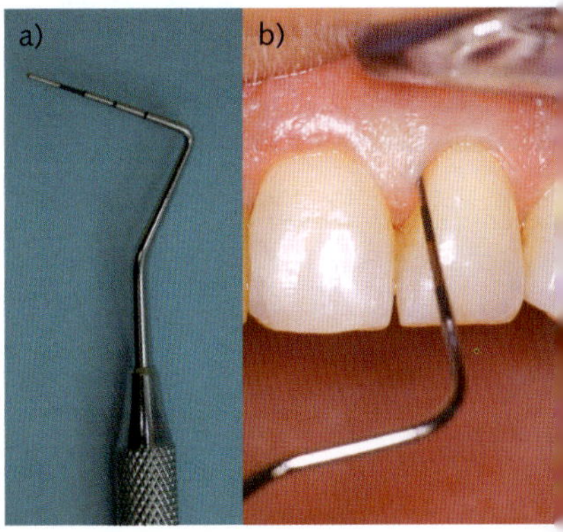

Bild 3: a) WHO-Sonde, b) Ausmessung einer Zahnfleischtasche

Schwellungen des Zahnfleisches werden mit den Fingern abgetastet. Den Zahnarzt interessiert die Beschaffenheit der untersuchten Schwellung (fest, weich, verschieblich, unverschieblich), denn aus diesen Informationen kann er erkennen, ob die untersuchte Schwellung von einer akuten Entzündung herrührt und wie weit diese fortgeschritten ist.

Mithilfe der **Perkussion** können schmerzende Zähne untersucht werden. Sie werden mit dem Spiegel- oder Sondengriff beklopft, um eine Beteiligung des Parodontiums am Entzündungsgeschehen zu diagnostizieren:

Eine Klopfempfindlichkeit kann verschiedene Ursachen haben. Daher ist häufig eine weitergehende Untersuchung notwendig.

Merke

Die **Inspektion**, das Anschauen des Patienten und seines Kauorgans, ist die Grundlage der zahnärztlichen Untersuchung.

Als **Palpation** bezeichnet man das Abtasten von krankhaften Veränderungen mit den Fingern und Instrumenten.

Als **Perkussion** bezeichnet man das Beklopfen von Zähnen, um z. B. eine Entzündung des Zahnbettes oder der Pulpa zu diagnostizieren.

2.3.2 Weitergehende Untersuchungsmethoden

Nicht alle Befunde können nur durch Inspektion und Palpation erhoben werden, es gibt noch weitere Methoden, mit denen zuverlässig Erkrankungen der Zähne und des Zahnhalteapparats ermittelt werden können.

Praxisinfo

In den tieferen Rillen (Fissuren), zwischen den Zähnen oder unter alten Füllungen und Kronen kann Karies versteckt sein, die nur mit Hilfe von **Röntgenaufnahmen** (Bild 1) oder der **Laserfluoreszenzmessung** entdeckt werden kann. Genaue Aussagen darüber, ob das Zahnmark eines Zahnes sensibel (empfindlich) reagiert, gibt die **Sensibilitätsprüfung**. Der Fortschritt einer Parodontitis wird durch systematisches Ausmessen der Zahnfleischtaschen, z. B. beim **Parodontalen Screening Index (PSI)**, erfasst. Der PSI ist eine Übersichtsuntersuchung zur Beurteilung des Gesundheitszustandes des Parodontiums.

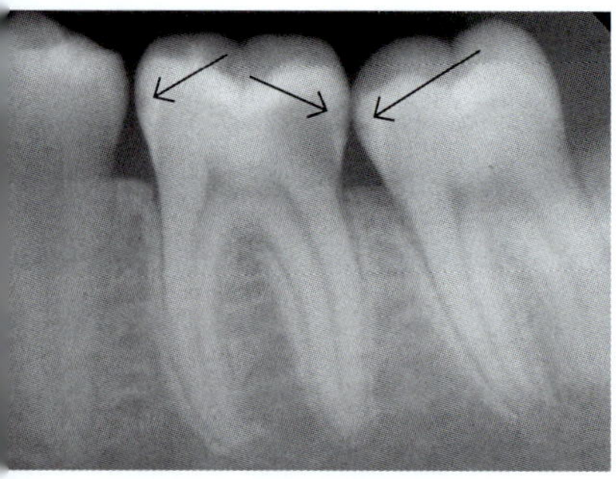

Bild 1: Karies im Röntgenbild

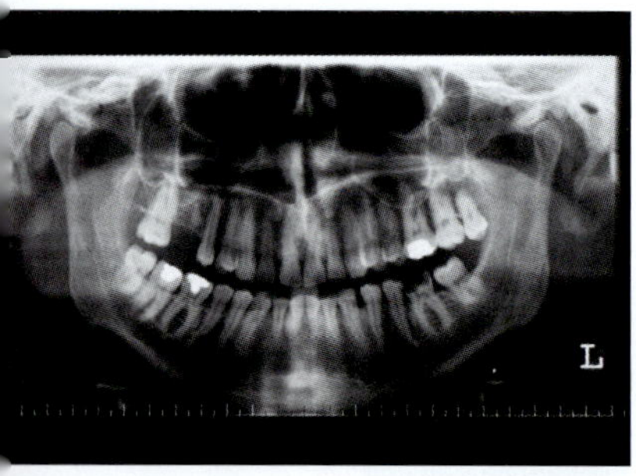

Bild 2: Panoramaröntgenaufnahme

Röntgenuntersuchung

(zur Röntgenuntersuchung siehe auch LF 12)

Bei neuen Patienten mit zahlreichen Füllungen und Zahnersatz sollte eine große **Panoramaröntgenaufnahme** gemacht werden. Mit einer Panoramaröntgenaufnahme ist es möglich:

- versteckte Karies zu entdecken,
- die Qualität von alten Füllungen und Kronen zu begutachten,
- Entzündungen an den Wurzelspitzen zu entdecken,
- vorhandene Wurzelfüllungen zu betrachten,
- den Zustand des Zahnbettes zu beurteilen,
- in zahnlosen Kieferbereichen nach zurückgelassenen Wurzeln zu suchen.

Die Panoramaaufnahme kann anschließend als Grundlage für eine prothetische Planung oder für eine Parodontosebehandlung verwendet werden. Auch für die kieferorthopädische Befundaufnahme und Beratung ist eine Panoramaaufnahme unverzichtbar. Im Verlauf der regelmäßigen Kontrollen sollten alle zwei Jahre Röntgenaufnahmen zur Kariesdiagnostik durchgeführt werden (Bild 2).

Eine Weiterentwicklung der Panoramaaufnahmen ist die sog. **8j**, bei der eine 3-dimensionale Rekonstruktion des Kiefers und der Zähne am Computer erstellt werden kann. Gerade, wenn es um Zahnersatz wie etwa Implantate geht, kann eine DVT Hilfestellung für die Planung des Eingriffs liefern. Aber auch für das Lokalisieren von Tumoren oder Zysten bzw. Brüchen ist die DTV ein gutes Mittel.

Bissflügelaufnahmen sind spezielle Röntgenaufnahmen zur Kariesdiagnostik, auf denen die Zahnkronen von Oberkiefer- und Unterkieferbackenzähnen dargestellt sind. Mit ihnen kann ohne große Strahlenbelastung Karies in den Zwischenräumen und unter alten Füllungen erkannt werden (Bild 1).

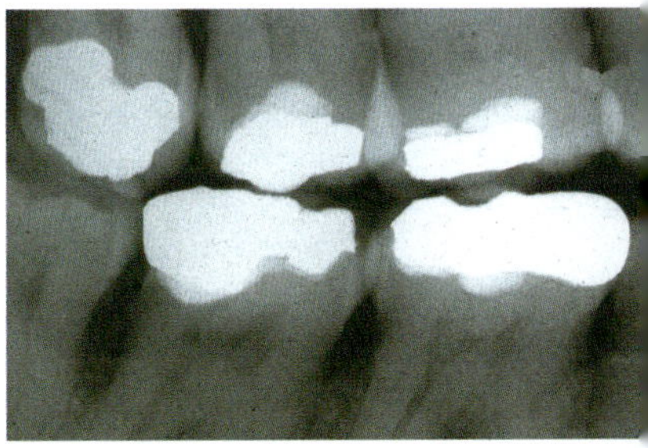

Bild 1: Bissflügelaufnahme

Laserfluoreszenzmessung

Als relativ genau hat sich auch die Laserfluoreszenzmessung zur Kariesdiagnostik herausgestellt. Ein Laserstrahl, der auf kariös veränderte Zahnsubstanz trifft, wird dort reflektiert und vom Messgerät analysiert.

Die Veränderung der Lichtfrequenz zeigt an, ob der Zahn behandlungsbedürftig ist. Diese Technik eignet sich vor allem für die Diagnostik der Fissurenkaries.

Sensibilitätsprüfung

Eine Sensibilitätsprüfung gibt Auskunft darüber, ob die Pulpa eines Zahnes Reize weiterleiten kann oder nicht. Eine Pulpa, die keine Reize weiterleiten kann, ist in vielen Fällen abgestorben. Hinweise darauf, dass die Pulpa abgestorben sein könnte, ergeben sich z. B. aus der Graufärbung eines Zahnes oder einer erhöhten Klopfempfindlichkeit.

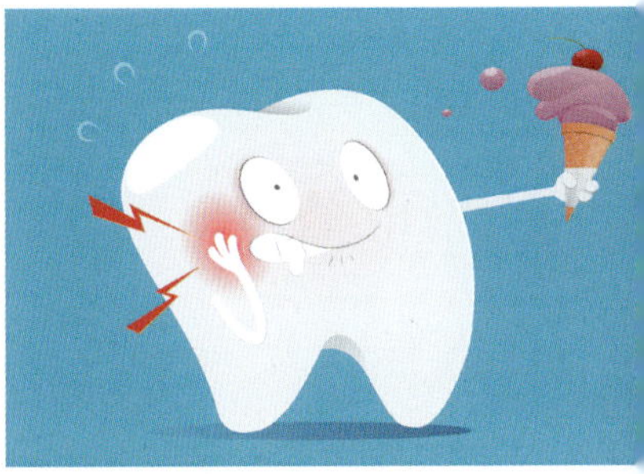

Bild 2: Eine vitale Pulpa reagiert sensibel auf Reize.

Es gibt verschiedene Arten der Sensibilitätsprüfung:

- die thermische Sensibilitätsprüfung ist eine Prüfung des Zahnes mit Kälte oder Wärme, z. B. über Kältespray, diese Form wird sehr häufig benutzt,
- bei der elektrischen Sensibilitätsprüfung kommt elektrischer Strom zum Einsatz,
- die Probetrepanation ist ein Aufbohren des Zahnes, um die Sensibilität zu testen (Trepanation: Aufbohren einer Körperhöhle, d. h. das Aufbohren des Zahnes).

Trepanation
Aufbohren

Für die thermische Sensibilitätsprüfung wird am häufigsten die Kältetestung angewandt, da sie die genauesten Ergebnisse liefert und leicht anzuwenden ist. Die Kronenoberfläche kann beim Kältetest mit verschiedenen Mitteln gekühlt werden:

- Eis (Kühlschrank) ca. –5 °C
- Chlorethan (Chlorethyl) –10 °C bis –27 °C
- Kältesprays (Butan und Propan) –50 °C
- Festes Kohlenstoffdioxid (CO2) –8 °C

Merke

Vor allem die sehr kalten Mittel sollten nicht direkt auf den Zahnschmelz aufgebracht werden, da sie Schmelzrisse verursachen können. Das Spray sollte auf ein Watte- oder Schaumstoffpellet aufgesprüht werden, um einen direkten Kontakt mit dem Zahnschmelz zu vermeiden, denn es können sonst Schmelzrisse entstehen.

Schwieriger sind Sensibilitätstests mit Wärme. Dazu kann Guttapercha (eine Harzmasse) über einer Flamme erhitzt und mit einem Spatel auf den Zahnschmelz aufgebracht werden.

In seltenen Fällen, wenn sich die Pulpa weit zurückgezogen hat, können Sensibilitätstests fälschlicherweise negativ sein. Als letztes Mittel der Sensibilitätsprüfung kann der Zahn dann aufgebohrt werden. Man spricht in diesem Fall von **Probetrepanation**.

Bei lebender Pulpa ist dann meistens in Pulpanähe eine Sensibilität zu spüren. Wenn bei dieser Maßnahme die vitale Pulpa eröffnet wird, muss anschließend eine Wurzelbehandlung durchgeführt werden. Aus diesem Grund wird die Probetrepanation nur dann durchgeführt, wenn alle anderen Methoden keinen Erfolg hatten.

PSI (Parodontaler Screening Index)

Die regelmäßige Untersuchung des Zahnbettes ist wichtig für das frühzeitige Erkennen einer Zahnbetterkrankung wie z. B. Paradontitis. Hier hat sich international eine einfache Übersichtsuntersuchung bewährt, die dem Zahnarzt schnell einen Überblick über den Entzündungszustand des Zahnfleisches und die Tiefe der

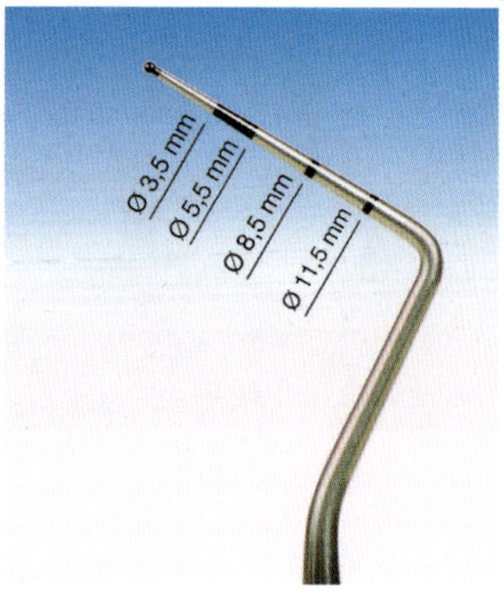

Bild 1: WHO-Sonde

Zahnfleischtaschen gibt: die Erhebung des **Parodontalen Screening Index** (PSI), siehe Lernfeld 8, Kap. 4.4. Für die Erhebung dieses Indexes benutzt der Zahnarzt eine WHO-Sonde (Bild 1).

2.3.3 Dokumentation

Die vorgenannten Befunde müssen genau dokumentiert werden, denn eine präzise Dokumentation hat eine ganze Reihe wichtiger Gründe:

1. Die Dokumentation ist die Grundlage der **Abrechnung** – was nicht dokumentiert wurde, darf und kann nicht abgerechnet werden!
2. Die Dokumentation erlaubt es dem Zahnarzt, seine eigenen **Behandlungsschritte** nachzuvollziehen und weiterhin zielgerichtet in der **Therapie** vorgehen zu können. Bei so vielen betreuten Patienten wäre es kaum möglich, jede Kranken- und Therapiegeschichte aus dem Gedächtnis heraus zu erinnern. Bei akuten Problemen muss nachvollziehbar sein, ob vielleicht schon Behandlungen am Problemort erfolgten und wenn ja, warum.
3. Nicht zuletzt dient eine Dokumentation als **Beweismittel** (im Hinblick auf Prüfungen, aber auch hinsichtlich möglicher Klagen des Patienten).

Wesentliche Aspekte einer Dokumentation umfassen:

- Grund des Patientenbesuches,
- Anamnese,
- Befunde der Untersuchung/weiterführende Diagnostik,
- Diagnostik,
- Behandlungsverlauf.
- (Verdachts-)Diagnosen,
- daraus resultierende Therapievorschläge,
- Aufklärung und Einverständnis des Patienten,
- Therapeutische Maßnahmen (auch über verwendete Medikamente, Materialien),

Aufgaben

1. Beschreiben Sie die Untersuchungsmethoden, die ein Zahnarzt anwenden kann.
2. Welches Organ des Kausystems wird mit dem Stethoskop untersucht?
3. Mit welchen Methoden kann Karies erkannt werden?
4. Wann wird eine Probetrepanation durchgeführt?
5. Welche Sonde müssen Sie den Zahnarzt bereitlegen, wenn der PSI bestimmt werden soll?
6. Zählen Sie auf: Aus welchen Gründen ist die Dokumentation einer zahnärztlichen Behandlung wichtig?

Bema-Nr.	Abkürzung	Leistungsbeschreibung
Bema-Nr. 01	Abk. U	Eingehende Untersuchung zur Feststellung von Zahn-, Mund und Kieferkrankheiten einschließlich Beratung

GOZ-Nr.	Abkürzung	Leistungsbeschreibung
GOZ-Nr. 0010	Ä5 symptom-bezogene Untersuchung	Eingehende Untersuchung zur Feststellung von Zahn-, Mund- und Kiefererkrankungen einschließlich Erhebung des Parodontalstatus sowie Aufzeichnung des Befundes

Bema-Nr.	Leistungsbeschreibung
Bema-Nr. 04	Erhebung des PSI- Codes